DIE VERSTECKTE ZUCKERFALLE (T2)

Meistern Sie die Wissenschaft, befreien Sie sich von Mythen und gewinnen Sie Ihre Gesundheit fürs Leben zurück

Dr. Vicki Loftin

Inhaltsverzeichnis

Diabetesversorgung
11.4 Diabetes und Raucherentwöhnung

EINFÜHRUNG

1.1 Was ist Diabetes Typ 2?

Typ-2-Diabetes, eine chronische Stoffwechselerkrankung, ist durch einen erhöhten Blutzuckerspiegel aufgrund einer Insulinresistenz und einer verminderten Insulinsynthese gekennzeichnet. Typ-2-Diabetes wird hauptsächlich durch genetische Faktoren und Lebensstilfaktoren verursacht, während bei Typ-1-Diabetes das körpereigene Immunsystem die insulinproduzierenden Zellen angreift. Sie macht 90–95 % aller Diabetesfälle weltweit aus und ist damit die häufigste Form der Krankheit.

Umfassende Blutzucker- und Insulinregulierung

Um zu verstehen, was Typ-2-Diabetes bedeutet, ist es wichtig zu verstehen, wie Insulin im Körper funktioniert. Die Bauchspeicheldrüse und insbesondere die Betazellen in den Langerhans-Inseln produzieren das Hormon Insulin. Die Kontrolle des Blutzuckerspiegels (Glukose) ist seine Hauptaufgabe. Ihr Verdauungssystem wandelt Kohlenhydrate beim Verzehr in Glukose um, die dann in Ihren Kreislauf gelangt. Als Reaktion darauf produziert die Bauchspeicheldrüse Insulin, das die Aufnahme von Glukose durch die Körperzellen zur sofortigen Verwendung als Energie oder Speicher erleichtert.

Dieses Verfahren ist genau auf einen gesunden Menschen abgestimmt und gewährleistet, dass der Blutzuckerspiegel in einem begrenzten, gesunden Bereich bleibt. Bei einer Person mit Typ-2-Diabetes bricht dieser Mechanismus jedoch zusammen. Die Körperzellen reagieren aufgrund ihrer erhöhten Widerstandsfähigkeit gegenüber Insulin weniger stark auf Insulin. Dadurch produziert die Bauchspeicheldrüse mehr Insulin, kann den Bedarf des Körpers jedoch letztendlich nicht mehr decken. Dies führt zu einer Hyperglykämie, einem Zustand, bei dem es zu einem Überschuss an Glukose im Blut kommt.

Bedeutung und Prognose

Viele Patienten mit Typ-2-Diabetes sind sich ihrer Erkrankung möglicherweise jahrelang nicht bewusst, da sie sich häufig schleichend entwickelt. Aufgrund des verzögerten Beginns und der Möglichkeit einer schwierigen Früherkennung ist ein routinemäßiges Screening unerlässlich, insbesondere bei gefährdeteren Personen. Typische Anzeichen für Typ-2-Diabetes sind:

Wiederholtes Wasserlassen: Urin ist der Versuch des Körpers, zusätzliche Glukose auszuspülen.
Erhöhter Durst: Wiederholtes Wasserlassen kann zu Dehydrierung führen, wodurch der Durst länger anhält.
Ermüdung: Der Körper fühlt sich möglicherweise ständig erschöpft, weil die Glukose nicht in die Zellen gelangt, um sie als Brennstoff zu nutzen.
Gestörtes Sehen: Ein erhöhter Blutzuckerspiegel kann dazu führen, dass Flüssigkeit aus den Augenlinsen austritt und das Sehvermögen beeinträchtigt wird.
Langsam heilende Wunden: Hyperglykämie kann das Immunsystem und die Durchblutung beeinträchtigen, was die Wundheilung verzögern kann.
Unerklärlicher Gewichtsverlust: Während Typ-1-Diabetes häufiger vorkommt, kann es bei einigen Typ-2-Diabetikern zu einer Gewichtsabnahme kommen, weil ihr Körper Glukose nicht richtig nutzt.

Normalerweise sind zahlreiche Blutuntersuchungen erforderlich, um die Diagnose eines Typ-2-Diabetes zu bestätigen. Die typischsten sind wie folgt:

Nüchternblutzuckertest: Nach einer Fastennacht über Nacht wird der Blutzucker gemessen. Diabetes wird durch ein Testergebnis von 126 mg/dL oder mehr bei zwei verschiedenen Gelegenheiten angezeigt.
A1C-Test: Zeigt den durchschnittlichen Blutzuckerspiegel der

letzten zwei bis drei Monate an. Ab einem Wert von 6,5 %
wird die Diagnose Diabetes gestellt.

Oraler Glukosetoleranztest (OGTT): Dieser Test misst den
Blutzuckerspiegel sowohl vor als auch nach dem Verzehr
eines glukosehaltigen Getränks. Nach zwei Stunden deutet ein
Wert von 200 mg/dl oder mehr auf Diabetes hin.

Gefahrenfaktoren

Typ-2-Diabetes ist das Ergebnis mehrerer Variablen, darunter:

Genetik: Ein wichtiger Faktor ist die Familiengeschichte. Ihr
Risiko steigt, wenn Sie einen Elternteil oder ein
Geschwisterkind haben, das an Typ-2-Diabetes leidet.

Alter: Obwohl Typ-2-Diabetes jeden in jedem Alter treffen
kann, steigt das Risiko ab dem 45. Lebensjahr.

Fettleibigkeit: Da es die Insulinresistenz verschlimmert, ist
überschüssiges Körperfett, insbesondere im Bauchbereich, ein
wesentlicher Risikofaktor.

Körperliche Inaktivität: Typ-2-Diabetes ist stark mit einem
Mangel an regelmäßiger Bewegung verbunden.

Ethnizität: Menschen mit einem bestimmten ethnischen
Hintergrund, darunter amerikanische Ureinwohner,
Amerikaner asiatischer Herkunft, Afroamerikaner und
Hispanoamerikaner, sind stärker gefährdet.

Diät: Das Risiko, an Typ-2-Diabetes zu erkranken, erhöht
sich durch eine Ernährung, die reich an verarbeiteten
Lebensmitteln, schlechten Fetten und raffiniertem Zucker ist.

Der Verlauf des Diabetes Typ 2

Diabetes Typ 2 wird oft als eine fortschreitende Erkrankung
charakterisiert. Änderungen des Lebensstils, wie
Gewichtsabnahme, bessere Ernährung und mehr Bewegung,

können den Blutzuckerspiegel im Frühstadium deutlich senken. Wenn sich die Krankheit jedoch verschlimmert, sind diese Eingriffe möglicherweise nicht mehr so erfolgreich und es könnten Medikamente oder eine Insulinbehandlung erforderlich sein, um den Blutzucker unter Kontrolle zu halten.

Schwerwiegende Folgen wie Herz-Kreislauf-Erkrankungen, Nervenschäden (Neuropathie), Nierenerkrankungen (Nephropathie), Augenschäden (Retinopathie) und Fußprobleme können im Laufe der Zeit durch unkontrollierten Diabetes entstehen. Die schädlichen Auswirkungen eines anhaltend erhöhten Blutzuckers auf Blutgefäße und Neuronen sind die Ursache dieser Probleme.

1.2 Ein historischer Überblick

Ein Einblick in den historischen Hintergrund von Typ-2-Diabetes wird uns helfen, besser zu verstehen, wie sich die Krankheit sowohl in Bezug auf Diagnose als auch Behandlung entwickelt hat.

Umfassendes Wissen über Diabetes

Diabetes ist seit Tausenden von Jahren bekannt. Die ältesten Berichte stammen aus dem Jahr 1500 v. Chr., als Ärzte im alten Ägypten über eine Krankheit berichteten, die durch häufiges Wasserlassen gekennzeichnet war. Dies ist in einer der frühesten medizinischen Aufzeichnungen dokumentiert, dem Ebers Papyrus. Der Name „Diabetes" stammt vom griechischen Wort „Siphon", das das häufige Wasserlassen der Krankheit beschreibt.

Eine als „Madhumeha" (Honigurin) bekannte Krankheit wurde in der Antike von indischen Ärzten entdeckt. Der süß riechende Urin der Betroffenen lockte Ameisen an. Dies war eine der ersten Beobachtungen, die Diabetes mit dem Zuckerstoffwechsel in Verbindung brachte.

Die Entdeckung von Zucker im Urin im Mittelalter

Europäische Ärzte wie Avicenna (Ibn Sina) zeichneten im gesamten Mittelalter weiterhin Diabetes auf. Sie identifizierten zwei Arten der Krankheit: Typ-1-Diabetes, der häufiger bei jüngeren Menschen auftritt, und Typ-2-Diabetes, der häufiger bei älteren Menschen auftritt. Doch bis der englische Arzt Thomas Willis im 17. Jahrhundert entdeckte, dass der Urin bestimmter Diabetespatienten einen süßen Geschmack hatte, was auf das Vorhandensein von Zucker hindeutete, blieb die genaue Natur der Krankheit unbekannt.

19. und 20. Jahrhundert: Wissensfortschritt

Im Laufe des 19. Jahrhunderts wurden in unserem Wissen über Diabetes erhebliche Fortschritte gemacht. Diese Entdeckungen öffneten die Tür für weitere Studien zur Rolle der Bauchspeicheldrüse bei Diabetes. Im Jahr 1815 bestätigte der französische Chemiker Michel Eugène Chevreul, dass Zucker im Urin von Diabetikern vorhanden war. Im Jahr 1848 identifizierte der deutsche Arzt Paul Langerhans die Zellhaufen in der Bauchspeicheldrüse, die später als „Langerhans-Inseln" bezeichnet wurden.

Der erste direkte Beweis für einen Zusammenhang zwischen der Bauchspeicheldrüse und Diabetes wurde 1889 gefunden, als die deutschen Forscher Joseph von Mering und Oskar Minkowski Hunden die Bauchspeicheldrüse entfernten und feststellten, dass die Tiere schweren Diabetes entwickelten.

Die Entdeckung von Insulin durch die kanadischen Wissenschaftler Frederick Banting und Charles Best im Jahr 1921 markierte den Beginn des 20. Jahrhunderts. Insulin war ein lebensrettendes Medikament, das die Behandlung von Diabetes, insbesondere Typ-1-Diabetes, revolutionierte. Es wurde auch auf die Unterschiede zwischen Typ-1- und Typ-2-Diabetes hingewiesen, da nicht alle Diabetiker Insulin benötigen.

Das heutige Zeitalter: Typ-2-Diabetes als weltweites Gesundheitsproblem anerkennen: Typ-2-Diabetes trat im Laufe des 20. Jahrhunderts immer häufiger auf, insbesondere in Industrieländern. Dieser Anstieg war stark mit Änderungen des Lebensstils verbunden, wie z. B. einer erhöhten sitzenden Tätigkeit und einer Ernährung mit einem hohen Anteil an verarbeiteten Lebensmitteln und Süßigkeiten. Typ-2-Diabetes entwickelte sich Ende des 20. Jahrhunderts zu einem bedeutenden Problem der öffentlichen Gesundheit.

Im Jahr 1980 begann die Weltgesundheitsorganisation (WHO), die Verbreitung von Diabetes weltweit zu verfolgen, nachdem sie erkannte, dass die Krankheit immer weiter verbreitet war. Darüber hinaus wurde die Bedeutung von Fettleibigkeit als bedeutender Risikofaktor immer deutlicher, was den Schwerpunkt verstärkt auf Präventionsbemühungen legte.

Neue Behandlungsmöglichkeiten für Typ-2-Diabetes wurden durch die Einführung oraler blutzuckersenkender Medikamente Mitte des 20. Jahrhunderts ermöglicht. Viele Menschen konnten dank Medikamenten wie Metformin und Sulfonylharnstoffen eine bessere Blutzuckerkontrolle erreichen, ohne dass Insulin gespritzt werden musste.

Dank der Forschung ist unser Wissen über Typ-2-Diabetes in den letzten Jahrzehnten immer weiter gewachsen. Individuellere und erfolgreichere Behandlungspläne wurden durch die Entdeckung genetischer Marker im Zusammenhang mit der Krankheit, das Verständnis der Funktion von Entzündungen und der Darmmikrobiota sowie die Schaffung neuer pharmakologischer Klassen ermöglicht.

Der gegenwärtige Kontext und die Schwierigkeiten: Es ist mittlerweile bekannt, dass Typ-2-Diabetes eine komplizierte, vielschichtige Krankheit ist, die sowohl umweltbedingte als auch erbliche Elemente aufweist. Trotz erheblicher Fortschritte in unserem Wissen über die Erkrankung bleibt Typ-2-Diabetes schwer zu verhindern und zu behandeln, insbesondere in Ländern mit niedrigem und mittlerem Einkommen, in denen der Zugang zu Gesundheitsversorgung und Bildung eingeschränkt ist.

Früher galt Typ-2-Diabetes als eine Erkrankung, die erst im Erwachsenenalter auftritt, wird aber zunehmend auch bei Kindern und Jugendlichen diagnostiziert. Dies unterstreicht den dringenden Bedarf an öffentlichen

Gesundheitsprogrammen, die frühzeitig auf Fettleibigkeit und Bewegungsmangel abzielen.

Weitere Forschung und internationale Zusammenarbeit sind erforderlich, um die Typ-2-Diabetes-Pandemie zu stoppen und die Prognose der von dieser Krankheit betroffenen Menschen zu verbessern.

1.3 Globale Auswirkungen von Typ-2-Diabetes

Typ-2-Diabetes ist heute eine der größten Bedrohungen für die öffentliche Gesundheit im 21. Jahrhundert. Seine Auswirkungen sind nicht nur für die Menschen, sondern auch für Volkswirtschaften, Gemeinden und Gesundheitssysteme auf der ganzen Welt spürbar.

Inzidenz und Prävalenz
In den letzten Jahrzehnten ist die Häufigkeit von Typ-2-Diabetes deutlich gestiegen. Die International Diabetes Federation (IDF) geht davon aus, dass bis 2021 weltweit 643 Millionen Menschen (im Alter von 20 bis 79 Jahren) an Diabetes leiden werden, gegenüber voraussichtlich 537 Millionen im Jahr 2021.

Die Prävalenz von Diabetes nimmt zu, insbesondere in Ländern mit niedrigem und mittlerem Einkommen, wo Fettleibigkeit und Diabetes aufgrund von Bewegungsmangel, rascher Urbanisierung und Ernährungsumstellungen zunehmen. In vielen dieser Länder sind höhere

Komplikations- und Todesraten auf die Unzulänglichkeit der Gesundheitssysteme zurückzuführen, die sie für die Bewältigung der steigenden Zahl chronischer Krankheiten schlecht gerüstet machen.

Auswirkungen auf die Wirtschaft: Der finanzielle Schaden, den Typ-2-Diabetes mit sich bringt, ist enorm. Laut IDF-Prognosen wird der Betrag, der im Jahr 2021 weltweit für die Behandlung von Diabetes ausgegeben wird, 966 Milliarden US-Dollar erreichen, was einem Anstieg von 316 % im Vergleich zu den vorangegangenen 15 Jahren entspricht. Dieser Betrag berücksichtigt sowohl direkte Kosten – wie Krankenhausaufenthalte, verschreibungspflichtige Medikamente und medizinische Versorgung – als auch indirekte Kosten – wie Arbeitsausfall, Fehlzeiten und vorzeitige Pensionierung aufgrund einer Behinderung.

Die Kosten für die Kontrolle von Diabetes stellen eine große Belastung für die Gesundheitssysteme in Ländern mit hohem Einkommen dar. Beispielsweise wird in den USA jeder vierte Dollar im Gesundheitswesen für die Behandlung von Diabetes ausgegeben, was ihn zur teuersten chronischen Krankheit macht. Die gesamte wirtschaftliche Belastung wird durch die Kosten für die Kontrolle diabetischer Folgen wie Nierenerkrankungen, Herz-Kreislauf-Erkrankungen und Amputationen erhöht.

Die Auswirkungen auf die Wirtschaft sind in Ländern mit niedrigem und mittlerem Einkommen deutlich ausgeprägter. Diabetespatienten müssen manchmal hohe Kosten für ihre verschreibungspflichtigen Medikamente und die medizinische

Versorgung selbst bezahlen, was finanziell schwierig sein kann und ihren Zugang zu lebenswichtigen Therapien einschränkt. Armut und wirtschaftliche Ungleichheit verschärfen sich, wenn jemand aufgrund einer Krankheit oder eines frühen Todes seinen Arbeitsplatz verliert.

Auswirkungen auf Gesellschaft und Kultur: Darüber hinaus hat Typ-2-Diabetes erhebliche soziale und kulturelle Folgen. Essen spielt in vielen Kulturen eine wichtige Rolle im sozialen und familiären Miteinander; Daher kann es schwierig sein, die zur Behandlung von Diabetes erforderlichen Ernährungsumstellungen umzusetzen. Die Art und Weise, wie Diabetes gesehen und behandelt wird, kann auch von kulturellen Bräuchen und Überzeugungen beeinflusst werden. In bestimmten Kulturen könnte es beispielsweise ein Stigma mit Diabetes geben, das Menschen daran hindert, sich behandeln zu lassen oder anderen zu sagen, dass sie an der Krankheit leiden.

Mittlerweile gibt es noch mehr Schwierigkeiten, da Typ-2-Diabetes bei Kindern und Jugendlichen zunimmt. Junge Menschen mit Diabetes müssen sich nicht nur mit den Schwierigkeiten des Erwachsenwerdens auseinandersetzen, sondern auch mit der zusätzlichen Belastung, die eine chronische Krankheit mit sich bringt. Die Besorgnis über die langfristigen Auswirkungen von Frühdiabetes auf die geistige und körperliche Gesundheit nimmt zu.

Internationale Vorschläge und Reaktionen: Zur Bekämpfung der weltweiten Diabetes-Pandemie wurden zahlreiche Programme von Regierungen,

Nichtregierungsorganisationen und internationalen Organisationen initiiert. Diabetes hat von der Weltgesundheitsorganisation (WHO) in ihrem globalen Aktionsplan zur Prävention und Behandlung nichtübertragbarer Krankheiten (NCDs) höchste Priorität eingeräumt.

Die Ziele für nachhaltige Entwicklung (SDGs) wurden 2016 von den Vereinten Nationen verabschiedet. Eines der Ziele besteht darin, die vorzeitige Sterberate durch nichtübertragbare Krankheiten – einschließlich Diabetes – bis 2030 um ein Drittel zu senken. Um dieses Ziel zu erreichen, sind koordinierte Anstrengungen erforderlich um sozioökonomische Determinanten der Gesundheit anzugehen, gesundes Verhalten zu fördern und den Zugang zur Gesundheitsversorgung zu verbessern.

Zahlreiche Länder haben öffentliche Gesundheitskampagnen mit dem Ziel gestartet, das Wissen über Diabetes-Risikofaktoren zu erweitern, zu häufigen Vorsorgeuntersuchungen zu ermutigen und eine ausgewogene Ernährung und körperliche Bewegung zu unterstützen. Um die Entwicklung von Typ-2-Diabetes zu verzögern und die Schwere seiner Auswirkungen zu verringern, sind diese Initiativen von entscheidender Bedeutung.

Die Rolle von Technologie und Innovation: Technologische Entwicklungen waren auch für die Kontrolle der weltweiten Auswirkungen von Typ-2-Diabetes von entscheidender Bedeutung. Dank der Erfindung von Insulinpumpen, mobilen Gesundheitsanwendungen und Geräten zur kontinuierlichen

Glukoseüberwachung können Menschen ihren Diabetes jetzt besser kontrollieren.

Der Zugang zur Diabetesbehandlung hat sich durch Telemedizin und digitale Gesundheitsplattformen verbessert, insbesondere in ländlichen oder unterentwickelten Regionen. Durch den Einsatz dieser Technologien können medizinische Fachkräfte Patienten nun individuell beraten, bei Änderungen des Lebensstils helfen und den Zustand in Echtzeit überwachen.

Für Patienten mit Typ-2-Diabetes hat die Erforschung neuartiger Therapien, darunter SGLT2-Inhibitoren und GLP-1-Rezeptoragonisten, effizientere Behandlungsmöglichkeiten hervorgebracht. Diese Medikamente senken nicht nur den Blutzuckerspiegel, sondern verringern auch das Risiko von Nieren- und Herz-Kreislauf-Problemen.

Obwohl Typ-2-Diabetes unvermeidbare weltweite Auswirkungen hat, gibt es dennoch Hoffnung für die Zukunft. Mehr Forschung, technologische Fortschritte und öffentliche Gesundheitskampagnen öffnen Türen für eine verbesserte Pflege, Prävention und schließlich eine Heilung dieser weit verbreiteten Krankheit.
Es besteht die Hoffnung, dass die Sensibilisierung und verstärkte Bemühungen zur Bekämpfung von Typ-2-Diabetes dazu beitragen können, die aktuellen Trends umzukehren und die weltweite Belastung durch die Krankheit zu verringern. Um dies zu erreichen, müssen Menschen, Regierungen,

Gesundheitsorganisationen und Gemeinden überall zusammenarbeiten.

DIE WISSENSCHAFT HINTER TYP-2-DIABETES VERSTEHEN

2.1 Die Rolle von Insulin im Körper

Insulin wird oft als „Schlüssel" bezeichnet, der die Türen
unserer Zellen öffnet, damit Glukose, die Hauptenergiequelle
des Körpers, eindringen kann. Dieses lebenswichtige Hormon
wird von der Bauchspeicheldrüse, einem Organ hinter dem
Magen, produziert und spielt eine entscheidende Rolle bei der
Aufrechterhaltung des empfindlichen Gleichgewichts des
Blutzuckerspiegels.

Wie Insulin wirkt

Nachdem Sie eine Mahlzeit gegessen haben, spaltet Ihr Verdauungssystem Kohlenhydrate in Glukose auf, die dann in den Blutkreislauf aufgenommen wird. Wenn der Blutzuckerspiegel steigt, reagiert die Bauchspeicheldrüse mit der Ausschüttung von Insulin. Dieses Insulin bindet an Rezeptoren auf der Zelloberfläche und signalisiert ihnen, sich zu öffnen und den Eintritt von Glukose zu ermöglichen. Sobald Glukose in den Zellen angekommen ist, kann sie sofort zur Energiegewinnung genutzt oder für die zukünftige Verwendung, vor allem in der Leber und den Muskeln, in Form von Glykogen gespeichert werden.

Insulin spielt auch eine Rolle im Fettstoffwechsel. Es regt Fettzellen (Adipozyten) an, Glukose aufzunehmen und zur Speicherung in Fett umzuwandeln. Darüber hinaus hemmt Insulin den Fettabbau im Fettgewebe und sorgt so dafür, dass der Körper verfügbare Glukose als primäre Energiequelle nutzt, anstatt auf Fettreserven zurückzugreifen.

Bei einem gesunden Menschen funktioniert dieses System reibungslos und hält den Blutzuckerspiegel in einem engen Bereich, typischerweise zwischen 70 und 140 mg/dl. Nachdem die Zellen Glukose aufgenommen haben, sinkt der Blutzuckerspiegel, was die Bauchspeicheldrüse dazu veranlasst, die Insulinsekretion zu reduzieren. Diese Rückkopplungsschleife stellt sicher, dass der Blutzuckerspiegel stabil bleibt, und verhindert Höhen und Tiefen, die zu gesundheitlichen Komplikationen führen können.

Die Bedeutung der Insulinsensitivität

Damit dieses System richtig funktioniert, müssen die Körperzellen empfindlich auf Insulin reagieren. Die Insulinsensitivität bezieht sich darauf, wie effektiv Zellen auf die Anwesenheit von Insulin reagieren. Wenn Zellen sehr empfindlich auf Insulin reagieren, benötigen sie nur eine geringe Menge des Hormons, um Glukose aus dem Blut aufzunehmen. Umgekehrt ist mehr Insulin erforderlich, um die gleiche Wirkung zu erzielen, wenn Zellen weniger auf Insulin reagieren – ein Zustand, der als Insulinresistenz bezeichnet wird.

Eine hohe Insulinsensitivität ist von Vorteil, da sie dazu beiträgt, den Blutzuckerspiegel bei minimaler Insulinproduktion stabil zu halten. Wenn jedoch die Insulinsensitivität abnimmt, muss die Bauchspeicheldrüse härter arbeiten, um mehr Insulin zu produzieren, um den Blutzuckerspiegel unter Kontrolle zu halten. Mit der Zeit kann dieser erhöhte Bedarf die Bauchspeicheldrüse erschöpfen, was zu einem Rückgang der Insulinproduktion und schließlich zum Ausbruch von Typ-2-Diabetes führt.

Die Rolle von Insulin über die Blutzuckerkontrolle hinaus

Während die primäre Funktion von Insulin darin besteht, den Blutzuckerspiegel zu regulieren, beeinflusst es auch andere physiologische Prozesse. Beispielsweise beeinflusst Insulin die Proteinsynthese in den Muskeln und fördert so das Muskelwachstum und die Muskelreparatur. Es spielt auch eine Rolle bei der Speicherung und Verwendung von Fett durch den Körper und beeinflusst das Körpergewicht und die Zusammensetzung.

Der Einfluss von Insulin erstreckt sich auch auf das Gehirn, wo es den Appetit und die Nahrungsaufnahme beeinflusst. Untersuchungen legen nahe, dass die Insulinsignalisierung im Gehirn dabei hilft, Hunger und Sättigung zu regulieren und so zum Gesamtgleichgewicht von Energieaufnahme und -verbrauch beiträgt.

Angesichts der weitreichenden Wirkung von Insulin auf den Körper kann jede Störung seiner Produktion oder Wirkung erhebliche Folgen haben, wie sich an der Entwicklung und dem Fortschreiten von Typ-2-Diabetes zeigt.

2.2 Insulinresistenz: Ursachen und Auswirkungen

Insulinresistenz ist ein wesentliches Merkmal von Typ-2-Diabetes und eines der frühesten Anzeichen dafür, dass im Stoffwechsel des Körpers etwas nicht stimmt. Wenn die Körperzellen gegen die Wirkung von Insulin resistent werden, löst dies eine Kaskade von Ereignissen aus, die letztendlich zur Entwicklung von Diabetes führt. Das Verständnis der Ursachen und Auswirkungen der Insulinresistenz ist entscheidend für das Verständnis der zugrunde liegenden Wissenschaft von Typ-2-Diabetes.

Was ist Insulinresistenz?

Insulinresistenz tritt auf, wenn die Zellen in den Muskeln, im Fett und in der Leber beginnen, das Signal von Insulin, Glukose aus dem Blut aufzunehmen, zu ignorieren oder zu „widerstehen". Dadurch verbleibt Glukose im Blutkreislauf, was zu einem erhöhten Blutzuckerspiegel führt. Zum Ausgleich produziert die Bauchspeicheldrüse mehr Insulin und versucht, den Widerstand zu überwinden und einen normalen Blutzuckerspiegel aufrechtzuerhalten.

Anfänglich kann diese zusätzliche Insulinproduktion, bekannt als Hyperinsulinämie, den Blutzuckerspiegel im normalen Bereich halten. Wenn sich die Insulinresistenz jedoch verschlimmert, kann es sein, dass die Bauchspeicheldrüse Schwierigkeiten hat, ausreichend Insulin zu produzieren, was zu einem höheren Blutzuckerspiegel und schließlich zur Diagnose von Typ-2-Diabetes führt.

Ursachen der Insulinresistenz

Zur Entwicklung einer Insulinresistenz tragen mehrere Faktoren bei, von denen viele miteinander verbunden sind:

Genetik: Eine familiäre Vorgeschichte von Typ-2-Diabetes erhöht die Wahrscheinlichkeit, eine Insulinresistenz zu entwickeln. Bestimmte genetische Variationen können die Reaktion des Körpers auf Insulin beeinflussen, wodurch manche Personen anfälliger für eine Insulinresistenz sind als andere.

Fettleibigkeit: Überschüssiges Körperfett, insbesondere im Bauchbereich, ist ein erheblicher Risikofaktor für eine Insulinresistenz. Fettzellen, insbesondere viszerales Fett (Fett, das um die Organe herum gespeichert wird), setzen entzündungsfördernde Substanzen, sogenannte Adipokine, frei, die die Insulinsignalisierung beeinträchtigen können. Darüber hinaus kann überschüssiges Fett zu Veränderungen im Fettstoffwechsel führen, was zu einer Ansammlung von Fett in der Leber und den Muskeln führt, was die Insulinsensitivität weiter beeinträchtigt.

Körperliche Inaktivität: Regelmäßige körperliche Aktivität trägt zur Verbesserung der Insulinsensitivität bei, indem sie die Glukoseaufnahme in den Muskeln steigert und die im Körper gespeicherte Fettmenge reduziert. Umgekehrt kann ein bewegungsarmer Lebensstil zu einer Gewichtszunahme und einer erhöhten Insulinresistenz führen.

Diät: Eine Ernährung mit hohem Anteil an raffiniertem Zucker, verarbeiteten Lebensmitteln und ungesunden Fetten trägt zur Insulinresistenz bei. Übermäßiger Konsum von zuckerhaltigen Lebensmitteln und Getränken führt zu häufigen Anstiegen des Blutzucker- und Insulinspiegels, was mit der Zeit dazu führen kann, dass die Zellen weniger auf Insulin reagieren. Eine Ernährung mit einem Mangel an Ballaststoffen, Vollkornprodukten und gesunden Fetten kann sich ebenfalls negativ auf die Insulinsensitivität auswirken.

Alter: Die Insulinresistenz nimmt tendenziell mit zunehmendem Alter zu, was möglicherweise auf Veränderungen der Körperzusammensetzung, des Hormonspiegels und der körperlichen Aktivität mit zunehmendem Alter zurückzuführen ist.

Hormonelle Ungleichgewichte: Bestimmte hormonelle Erkrankungen wie das polyzystische Ovarialsyndrom (PCOS) und das Cushing-Syndrom sind mit einer Insulinresistenz verbunden. Diese Erkrankungen können die Insulinsignalisierung und den Glukosestoffwechsel verändern und das Risiko für Typ-2-Diabetes erhöhen.

Chronischer Stress: Anhaltender Stress löst die Ausschüttung von Stresshormonen wie Cortisol aus, die die Insulinresistenz fördern können, indem sie den Blutzuckerspiegel erhöhen und den Fettstoffwechsel verändern.

Auswirkungen der Insulinresistenz

Die Auswirkungen einer Insulinresistenz gehen über das Risiko hinaus, an Typ-2-Diabetes zu erkranken. Eine chronische Insulinresistenz kann zu einer Reihe von Stoffwechselstörungen führen, die oft als metabolische Syndrome bezeichnet werden. Das metabolische Syndrom ist eine Gruppe von Erkrankungen, die das Risiko für Herzerkrankungen, Schlaganfälle und andere Gesundheitsprobleme erhöhen. Zu diesen Bedingungen gehören:

Bluthochdruck: Insulinresistenz geht mit erhöhtem Blutdruck einher, einem Hauptrisikofaktor für Herz-Kreislauf-Erkrankungen. Insulin kann das Gleichgewicht von Natrium und Flüssigkeit in den Nieren beeinträchtigen und zu einem höheren Blutdruck führen.

Dyslipidämie: Eine Insulinresistenz kann zu abnormalen Lipidspiegeln (Fetten) im Blut führen, einschließlich erhöhter Triglyceridspiegel und LDL-Cholesterinspiegel (Low Density Lipoprotein) sowie verringerter HDL-Cholesterinspiegel (High Density Lipoprotein). Diese Lipid-Ungleichgewichte tragen zur Entstehung von Arteriosklerose bei, einer Erkrankung, bei der sich Plaque in den Arterien ansammelt und das Risiko für Herzinfarkt und Schlaganfall erhöht.

Fettlebererkrankung: Insulinresistenz steht in engem Zusammenhang mit der nichtalkoholischen Fettlebererkrankung (NAFLD), einer Erkrankung, die durch die Ansammlung von Fett in der Leber gekennzeichnet ist. NAFLD kann zu schwereren Lebererkrankungen wie nichtalkoholischer Steatohepatitis (NASH) und Leberzirrhose führen.

Erhöhte Entzündung: Insulinresistenz ist mit einem chronischen, leicht entzündlichen Zustand verbunden. Diese Entzündung kann zur Entwicklung verschiedener chronischer Krankheiten beitragen, darunter Herz-Kreislauf-Erkrankungen, bestimmte Krebsarten und neurodegenerative Erkrankungen.

Gewichtszunahme und Fettleibigkeit: Eine Insulinresistenz kann zu einer Gewichtszunahme, insbesondere im Bauchbereich, führen. Diese als zentrale Fettleibigkeit bekannte Art der Fettverteilung ist ein erheblicher Risikofaktor für Typ-2-Diabetes und Herz-Kreislauf-Erkrankungen.

Beeinträchtigte Glukosetoleranz: Eine Insulinresistenz kann zu einer beeinträchtigten Glukosetoleranz (IGT) führen, einem Zustand, bei dem der Blutzuckerspiegel höher als normal, aber noch nicht hoch genug ist, um als Diabetes eingestuft zu werden. IGT ist ein Vorläufer von Typ-2-Diabetes und wird häufig durch einen oralen Glukosetoleranztest festgestellt.

Die Bekämpfung der Insulinresistenz durch Änderungen des Lebensstils wie Gewichtsabnahme, Steigerung der körperlichen Aktivität und Verbesserung der Ernährung ist von entscheidender Bedeutung, um das Auftreten von Typ-2-Diabetes und den damit verbundenen Komplikationen zu verhindern oder zu verzögern.

2.3 Die Bauchspeicheldrüse und Betazellen

Die Bauchspeicheldrüse ist ein lebenswichtiges Organ bei der Regulierung des Blutzuckerspiegels und spielt eine zentrale Rolle bei der Entstehung von Typ-2-Diabetes. Das Verständnis der Struktur und Funktion der Bauchspeicheldrüse, insbesondere der Betazellen, die Insulin produzieren, ist der Schlüssel zum Verständnis der Entstehung von Typ-2-Diabetes.

Anatomie und Funktion der Bauchspeicheldrüse

Die Bauchspeicheldrüse ist ein Drüsenorgan, das sich im Bauchraum hinter dem Magen befindet. Es hat sowohl exokrine als auch endokrine Funktionen, das heißt, es produziert Enzyme für die Verdauung (exokrin) und Hormone für die Blutzuckerregulierung (endokrin).

Der exokrine Teil der Bauchspeicheldrüse produziert Verdauungsenzyme, die in den Dünndarm abgegeben werden, um beim Abbau von Fetten, Proteinen und Kohlenhydraten zu helfen. Diese Enzyme sind für die ordnungsgemäße Verdauung und Aufnahme von Nährstoffen unerlässlich.

Der endokrine Teil der Bauchspeicheldrüse enthält Zellhaufen, die als Langerhans-Inseln bekannt sind. Innerhalb dieser Inseln gibt es verschiedene Arten von Zellen, darunter:

Alphazellen: Diese Zellen produzieren Glucagon, ein Hormon, das den Blutzuckerspiegel erhöht, indem es die Leber dazu anregt, gespeicherte Glukose freizusetzen.

Betazellen: Betazellen sind für die Produktion und Sekretion von Insulin verantwortlich, dem Hormon, das den Blutzuckerspiegel senkt, indem es die Glukoseaufnahme durch die Zellen erleichtert.

Delta-Zellen: Diese Zellen produzieren Somatostatin, ein Hormon, das die Freisetzung von Insulin und Glucagon sowie anderen Verdauungshormonen reguliert.

Die Betazellen sind im Zusammenhang mit Typ-2-Diabetes von besonderem Interesse, da ihre Funktion entscheidend für die Aufrechterhaltung eines normalen Blutzuckerspiegels ist.

Die Rolle von Betazellen bei der Insulinproduktion

Betazellen sind hochspezialisierte Zellen, die den Blutzuckerspiegel ständig überwachen und die Insulinproduktion entsprechend anpassen. Wenn der Blutzuckerspiegel ansteigt, beispielsweise nach einer Mahlzeit, reagieren Betazellen mit einer erhöhten Insulinsekretion. Das Insulin wandert dann durch den Blutkreislauf, um den Zellen in den Muskeln, der Leber und dem Fett das Signal zu geben, Glukose aufzunehmen.

Der Prozess der Insulinsekretion ist streng reguliert und umfasst mehrere Schritte:

1. Glukosemessung: Betazellen verfügen über Glukosetransporter auf ihrer Oberfläche, die es Glukose ermöglichen, in die Zelle einzudringen. Im Inneren wird Glukose zur Energiegewinnung verstoffwechselt, was zu einem Anstieg der zellulären Konzentration von Adenosintriphosphat (ATP), der Energiewährung der Zelle, führt.

2. Membrandepolarisation: Der ATP-Anstieg führt dazu, dass sich Kaliumkanäle in der Betazellmembran schließen, was zu einer Membrandepolarisation führt. Diese Depolarisation führt dazu, dass sich Kalziumkanäle öffnen.

3. Kalziumeinstrom: Der Einstrom von Kalzium in die Betazelle stimuliert die Freisetzung von insulinhaltigen Körnchen aus dem Zellinneren.

4. Insulinsekretion: Insulin wird in den Blutkreislauf abgegeben, wo es zu den Zielgeweben wandert, um die Glukoseaufnahme zu fördern.

Durch diesen komplizierten Prozess können Betazellen schnell und präzise auf Veränderungen des Blutzuckerspiegels reagieren und so sicherstellen, dass Glukose zur Energiegewinnung zur Verfügung steht, während gleichzeitig ein übermäßiger Anstieg des Blutzuckerspiegels verhindert wird.

Betazell-Dysfunktion bei Typ-2-Diabetes

Bei Menschen mit Typ-2-Diabetes kommt es häufig zu Funktionsstörungen der Betazellen, was zu einer unzureichenden Insulinproduktion und -sekretion führt. Mehrere Faktoren tragen zur Funktionsstörung der Betazellen bei:

Genetische Faktoren: Bestimmte genetische Variationen können die Funktion der Betazellen beeinträchtigen und das Risiko für Typ-2-Diabetes erhöhen. Diese genetischen Faktoren können die Fähigkeit der Betazellen beeinträchtigen, Glukose zu erkennen, Insulin zu produzieren oder als Reaktion auf einen steigenden Blutzuckerspiegel Insulin freizusetzen.

Chronisch hoher Blutzucker (Glukotoxizität): Eine längere Einwirkung hoher Blutzuckerwerte kann die Betazellen schädigen und ihre Fähigkeit, Insulin zu produzieren und abzusondern, verringern. Dieses als Glukotoxizität bekannte Phänomen führt zu einem Teufelskreis, in dem eine Verschlechterung der Blutzuckerkontrolle die Funktion der Betazellen weiter beeinträchtigt.

Lipotoxizität: Überschüssiges Fett, insbesondere in Form freier Fettsäuren, kann sich in Betazellen ansammeln und deren Funktion beeinträchtigen. Dieser als Lipotoxizität bekannte Zustand tritt häufig bei Personen mit Fettleibigkeit auf und trägt zur Entwicklung einer Insulinresistenz und einer Funktionsstörung der Betazellen bei.

Oxidativer Stress: Ein hoher oxidativer Stress, der durch ein Ungleichgewicht zwischen der Produktion schädlicher freier Radikale und der Fähigkeit des Körpers, diese zu neutralisieren, verursacht wird, kann Betazellen schädigen und die Insulinproduktion beeinträchtigen.

Entzündung: Chronische, geringfügige Entzündungen, die häufig mit Fettleibigkeit und Insulinresistenz einhergehen, können zu einer Funktionsstörung der Betazellen führen. Entzündungsmoleküle können die Insulinsignalisierung stören und zum fortschreitenden Verlust der Betazellfunktion bei Typ-2-Diabetes beitragen.

Da Betazellen bei der Produktion und Sekretion von Insulin weniger effektiv sind, beginnt der Blutzuckerspiegel zu steigen, was zur Entwicklung von Typ-2-Diabetes führt. Im Laufe der Zeit kann der anhaltende Verlust der Betazellfunktion dazu führen, dass eine exogene Insulintherapie erforderlich wird, um die Blutzuckerkontrolle aufrechtzuerhalten.

Das Potenzial für die Regeneration von Betazellen

Die Forschung zur Regeneration und Erhaltung von Betazellen ist ein Bereich aktiver Forschung, da die Erhaltung oder Wiederherstellung der Funktion von Betazellen eine potenzielle Heilung für Typ-2-Diabetes darstellen könnte. Wissenschaftler erforschen verschiedene Ansätze, darunter:

Stammzelltherapie: Forscher untersuchen das Potenzial von Stammzellen zur Regeneration von Betazellen. Indem Stammzellen dazu gebracht werden, sich in insulinproduzierende Betazellen zu differenzieren, könnte es möglich sein, die Insulinproduktion bei Personen mit Typ-2-Diabetes wiederherzustellen.

Gentherapie: Gentherapeutische Ansätze zielen darauf ab, die genetischen Defekte zu korrigieren, die zur Funktionsstörung der Betazellen beitragen, und so möglicherweise die normale Insulinproduktion wiederherzustellen.

Immuntherapie: Einige Forscher erforschen den Einsatz einer Immuntherapie, um Betazellen vor Angriffen und Entzündungen des Immunsystems zu schützen und so ihre Funktion zu erhalten.

Pharmakologische Wirkstoffe: Mehrere Medikamente werden entwickelt, um die Funktion der Betazellen zu verbessern, die Insulinsekretion zu verbessern und Betazellen vor Schäden zu schützen.

Obwohl sich diese Ansätze noch im experimentellen Stadium befinden, bieten sie Hoffnung für die Zukunft der Diabetesbehandlung und das Potenzial, das Fortschreiten von Typ-2-Diabetes umzukehren oder aufzuhalten.

2.4 Wie Typ-2-Diabetes entsteht

Typ-2-Diabetes ist eine komplexe und multifaktorielle Erkrankung, die sich im Laufe der Zeit schleichend entwickelt. Der Prozess beinhaltet eine Kombination aus genetischer Veranlagung, Umweltfaktoren und Lebensstilentscheidungen, die alle zum fortschreitenden Verlust der Insulinsensitivität und der Betazellfunktion beitragen.

Der Übergang von der Insulinresistenz zum Diabetes

Die Entwicklung von Typ-2-Diabetes folgt typischerweise einem vorhersehbaren Verlauf, der mit einer Insulinresistenz beginnt und schließlich zu einem ausgewachsenen Diabetes führt.

1. Insulinresistenz: Der erste Schritt in der Entwicklung von Typ-2-Diabetes ist die Entstehung einer Insulinresistenz. Wie bereits erwähnt, entsteht eine Insulinresistenz, wenn die Körperzellen weniger auf Insulin reagieren, was zu einem höheren Insulinspiegel im Blut führt, da die Bauchspeicheldrüse versucht, dies zu kompensieren.

2. Kompensatorische Hyperinsulinämie: In den frühen Stadien der Insulinresistenz ist die Bauchspeicheldrüse normalerweise in der Lage, genügend zusätzliches Insulin zu produzieren, um einen normalen Blutzuckerspiegel aufrechtzuerhalten. Dieser Zustand der kompensatorischen

Hyperinsulinämie kann jahrelang anhalten. Während dieser Zeit können die Blutzuckerwerte normal oder leicht erhöht sein.

3. Beeinträchtigte Glukosetoleranz: Wenn sich die Insulinresistenz verschlimmert und die Funktion der Betazellen abnimmt, ist die Bauchspeicheldrüse möglicherweise nicht mehr in der Lage, den Insulinbedarf des Körpers zu decken. Dies führt zu einer beeinträchtigten Glukosetoleranz (IGT), einem Zustand, bei dem der Blutzuckerspiegel höher als normal, aber noch nicht hoch genug ist, um als Diabetes eingestuft zu werden.

4. Früher Diabetes: Da sich die Funktion der Betazellen weiter verschlechtert, steigt der Blutzuckerspiegel stärker an, was zur Diagnose von Typ-2-Diabetes führt. In diesem Stadium können Symptome wie erhöhter Durst, häufiges Wasserlassen, Müdigkeit und verschwommenes Sehen auftreten.

5. Progressive Betazell-Dysfunktion: Im Laufe der Zeit führt der anhaltende Verlust der Betazellfunktion zu einer Verschlechterung der Blutzuckerkontrolle, was eine intensivere Behandlung zur Behandlung der Krankheit erfordert. In manchen Fällen kann es sein, dass Betroffene irgendwann eine Insulintherapie benötigen, um den Blutzuckerspiegel in einem gesunden Bereich zu halten.

Risikofaktoren für die Entwicklung von Typ-2-Diabetes

Mehrere Risikofaktoren erhöhen die Wahrscheinlichkeit, an Typ-2-Diabetes zu erkranken. Einige dieser Faktoren sind veränderbar, das heißt, sie können durch Eingriffe in den Lebensstil verändert werden, während andere nicht veränderbar sind.

Alter: Das Risiko, an Typ-2-Diabetes zu erkranken, steigt mit zunehmendem Alter, insbesondere ab dem 45. Lebensjahr. Aufgrund der steigenden Rate an Fettleibigkeit und Bewegungsmangel tritt die Krankheit jedoch in jüngeren Bevölkerungsgruppen häufiger auf.

Familiengeschichte: Eine familiäre Vorgeschichte von Typ-2-Diabetes erhöht das Risiko, an dieser Krankheit zu erkranken, was auf eine genetische Komponente bei der Entstehung schließen lässt.

Ethnizität: Bestimmte ethnische Gruppen, darunter Afroamerikaner, Hispanics, amerikanische Ureinwohner und asiatische Amerikaner, haben ein ungesund höheres Risiko, an Typ-2-Diabetes zu erkranken.

Fettleibigkeit: Übergewicht, insbesondere zentrales Übergewicht (Fett um den Bauch), ist ein Hauptrisikofaktor für Insulinresistenz und Typ-2-Diabetes.

Sitzender Lebensstil: Körperliche Inaktivität trägt zur Gewichtszunahme und Insulinresistenz bei und erhöht das Risiko für Typ-2-Diabetes.

Schlechte Ernährung: Eine Ernährung mit hohem Anteil an verarbeiteten Lebensmitteln, zuckerhaltigen Getränken und Fetten kann zur Insulinresistenz und zur Entwicklung von Typ-2-Diabetes beitragen.

Geschichte des Schwangerschaftsdiabetes: Frauen, die während der Schwangerschaft einen Schwangerschaftsdiabetes entwickeln, haben ein erhöhtes Risiko, später im Leben an Typ-2-Diabetes zu erkranken.

Polyzystisches Ovarialsyndrom (PCOS): Frauen mit PCOS haben ein höheres Risiko, eine Insulinresistenz und Typ-2-Diabetes zu entwickeln.

Hypertonie: Hoher Blutdruck geht häufig mit einer Insulinresistenz einher und erhöht das Risiko, an Typ-2-Diabetes zu erkranken.

Dyslipidämie: Abnormale Cholesterin- und Triglyceridwerte sind mit einem erhöhten Risiko für Insulinresistenz und Typ-2-Diabetes verbunden.

Die Rolle der Entzündung bei Typ-2-Diabetes

Chronische geringgradige Entzündungen werden zunehmend als Schlüsselfaktor bei der Entstehung von Typ-2-Diabetes angesehen. Eine Entzündung kann die Insulinsignalisierung beeinträchtigen und zur Funktionsstörung der Betazellen beitragen, was zu einer Insulinresistenz und einer beeinträchtigten Insulinsekretion führt.

Fettleibigkeit, insbesondere zentrale Fettleibigkeit, ist eine Hauptursache für chronische Entzündungen. Fettzellen setzen entzündungsfördernde Moleküle, sogenannte Zytokine, frei, die die Insulinresistenz fördern und Betazellen schädigen können. Darüber hinaus kann die Ansammlung von Fett in

Leber und Muskeln eine Entzündungsreaktion auslösen, die die Insulinresistenz weiter verschlimmert.

Der Einfluss des Lebensstils auf die Entwicklung von Typ-2-Diabetes

Während Genetik und nicht veränderbare Risikofaktoren eine Rolle bei der Entstehung von Typ-2-Diabetes spielen, hat die Wahl des Lebensstils einen erheblichen Einfluss darauf, ob sich die Krankheit entwickelt oder nicht. Veränderbare Risikofaktoren wie Ernährung, körperliche Aktivität und Körpergewicht bieten Möglichkeiten zur Prävention und Intervention.

Diät: Eine Ernährung, die reich an Vollwertkost wie Obst, Gemüse, Vollkornprodukten und magerem Eiweiß ist, kann dazu beitragen, die Insulinsensitivität zu verbessern und das Risiko für Typ-2-Diabetes zu verringern. Auch die Begrenzung der Aufnahme von verarbeiteten Lebensmitteln, zuckerhaltigen Getränken und ungesunden Fetten ist wichtig, um einer Insulinresistenz vorzubeugen.

Körperliche Aktivität: Regelmäßige körperliche Aktivität wie Gehen, Radfahren oder Krafttraining trägt dazu bei, die Insulinsensitivität zu verbessern und ein gesundes Gewicht zu halten. Bewegung wirkt sich auch positiv auf den Blutdruck, den Cholesterinspiegel und die allgemeine Herz-Kreislauf-Gesundheit aus.

Gewichtsmanagement: Die Aufrechterhaltung eines gesunden Gewichts, insbesondere durch die Reduzierung von überschüssigem Fett im Bauchbereich, ist eine der wirksamsten Möglichkeiten, Insulinresistenz und Typ-2-Diabetes vorzubeugen. Selbst ein geringfügiger Gewichtsverlust kann erhebliche Auswirkungen auf die Insulinsensitivität und die Blutzuckerkontrolle haben.

Stressmanagement: Chronischer Stress kann zur Insulinresistenz und zur Entwicklung von Typ-2-Diabetes beitragen. Praktiken wie Achtsamkeit, Meditation und regelmäßige körperliche Aktivität können helfen, Stress und seine Auswirkungen auf den Blutzuckerspiegel zu reduzieren.

Dieses Wissen ist sowohl für die Prävention als auch für die wirksame Behandlung der Krankheit von entscheidender Bedeutung und befähigt den Einzelnen, fundierte Entscheidungen zu treffen, die seine Gesundheit und Lebensqualität verbessern können.

URSACHEN UND RISIKOFAKTOREN VON TYP-2-DIABETES

Die multifaktorielle Natur von Typ-2-Diabetes wird durch das Zusammentreffen von Umwelt-, Verhaltens- und genetischen Variablen verursacht. Das Verständnis dieser Risikofaktoren und Ursachen ist für die Bewältigung und Vermeidung der Krankheit von entscheidender Bedeutung.

3.1 Erbliche Neigung

Die Rolle der Genetik bei Typ-2-Diabetes

Da Typ-2-Diabetes häufig familiär gehäuft auftritt, kann die Erkrankung eine erhebliche erbliche Komponente haben.

Forscher haben zahlreiche genetische Varianten gefunden, die das Auftreten von Typ-2-Diabetes erhöhen. Diese Unterschiede können verschiedene Elemente des Stoffwechsels, der Insulinproduktion und der Insulinsensitivität beeinflussen.

Variationen in den Genen, die die Insulinsynthese und den Glukosestoffwechsel steuern, sind wichtige erbliche Variablen bei Typ-2-Diabetes. Beispielsweise gibt es überzeugende Beweise, die Mutationen im TCF7L2-Gen mit einem höheren Risiko für Typ-2-Diabetes in Verbindung bringen. Dieses Gen ist sowohl für die effiziente Nutzung von Glukose durch den Körper als auch für die Freisetzung von Insulin unerlässlich.

Diabetische Formen, die monogen sind

Es gibt seltene Fälle von monogenem Diabetes, aber die meisten Fälle von Typ-2-Diabetes werden durch eine Kombination aus Umwelteinflüssen und erblichen Variablen verursacht. Eine einzelne Genmutation verursacht monogenen Diabetes, der sich normalerweise ähnlich wie Typ-2-Diabetes manifestiert, jedoch häufig in jüngeren Jahren auftritt und möglicherweise nicht mit Fettleibigkeit verbunden ist.

Neugeborenendiabetes und Altersdiabetes bei jungen Menschen (MODY) sind die beiden häufigsten Formen des monogenen Diabetes. Diese Erkrankungen werden häufig mit Typ-1- oder Typ-2-Diabetes verwechselt und erfordern unterschiedliche Behandlungsansätze.

Pathologie und Gefahr: Das Risiko einer Person, an

Typ-2-Diabetes zu erkranken, ist erheblich erhöht, wenn sie einen Verwandten ersten Grades hat, der an der Krankheit leidet. Wenn beide Elternteile an Typ-2-Diabetes leiden, ist das Risiko deutlich höher. Dieses familiäre Risiko wird wahrscheinlich durch eine Mischung aus gemeinsamen Umweltvariablen wie Ernährung und Lebensstil sowie gemeinsamen genetischen Merkmalen verursacht.

Typ-2-Diabetes und Epigenetik: Neben herkömmlichen erblichen Variablen spielt die Epigenetik eine wesentliche Rolle bei der Entstehung von Typ-2-Diabetes. Veränderungen in der Genexpression, die keine Modifikationen der zugrunde liegenden DNA-Sequenz beinhalten, werden als epigenetische Veränderungen bezeichnet. Diese Veränderungen können durch Umweltvariablen wie Stress, körperliche Aktivität und Ernährung beeinflusst werden.

Beispielsweise kann eine unzureichende Ernährung während der Schwangerschaft oder in den ersten Lebensjahren zu epigenetischen Veränderungen führen, die das Risiko erhöhen, im späteren Leben an Typ-2-Diabetes zu erkranken. In ähnlicher Weise können langfristiger Stress oder die Exposition gegenüber Schadstoffen in der Umwelt epigenetische Veränderungen verursachen, die sich auf den Glukosestoffwechsel und die Insulinsensitivität auswirken.

Auswirkungen auf Management und Prävention: Die Kenntnis der genetischen Anfälligkeit einer Person für Typ-2-Diabetes kann dabei helfen, diejenigen zu identifizieren, bei denen das Risiko für die Entwicklung der Krankheit höher ist, und individuelle Präventionspläne zu entwickeln. Beispielsweise können umfassendere Lebensstilbehandlungen wie konsequente Bewegung und Ernährungsumstellung für Menschen mit einer hohen Familienanamnese von Typ-2-Diabetes von Vorteil sein, um das Risiko einer Erkrankung zu senken.

Gentests sind eine zunehmend nützliche Technik, um festzustellen, wer ein hohes erbliches Risiko für Typ-2-Diabetes hat. Obwohl diese Art von Tests derzeit nicht zur Standardpraxis gehört, könnte dies mit zunehmendem Wissen über die genetischen Ursachen von Typ-2-Diabetes der Fall sein.

3.2 Elemente des Lebensstils: Ernährung, Aktivität und Fettleibigkeit

Einfluss der Ernährung auf das Typ-2-Diabetes-Risiko

Die Ernährung ist eine der wichtigsten Lebensstilvariablen, die das Risiko für Typ-2-Diabetes beeinflusst. Eine Ernährung mit hohem Anteil an verarbeiteten Lebensmitteln, zuckerhaltigen Getränken und ungesunden Fetten wird mit Fettleibigkeit und Insulinresistenz in Verbindung gebracht, zwei der Hauptrisikofaktoren für Typ-2-Diabetes.

Die Funktion von verarbeiteten Lebensmitteln und zuckerhaltigen Getränken: Besonders gefährlich sind zuckerhaltige Getränke wie Limonaden und Fruchtsäfte mit

Zuckerzusatz, da sie den Blutzuckerspiegel schnell ansteigen lassen. Im Laufe der Zeit kann aus diesen wiederkehrenden Anstiegen eine Insulinresistenz resultieren. Verarbeitete Lebensmittel erhöhen das Risiko einer Insulinresistenz und tragen zur Gewichtszunahme bei, da sie häufig einen hohen Anteil an schädlichen Fetten und verarbeiteten Kohlenhydraten enthalten.

Gesunde Lebensmittelauswahl: Andererseits kann Typ-2-Diabetes durch eine Ernährung mit einem hohen Anteil an Vollwertkost, einschließlich Obst, Gemüse, Vollkornprodukten und magerem Fleisch, vermieden werden. Da diese Mahlzeiten einen niedrigeren glykämischen Index haben, steigt der Blutzuckerspiegel nach dem Verzehr langsamer und allmählicher an. Sie enthalten häufig erhebliche Mengen an Ballaststoffen, die die Insulinsensitivität verbessern und die Gewichtskontrolle unterstützen können.

Die Rolle körperlicher Aktivität bei der Vermeidung von Typ-2-Diabetes

Regelmäßige körperliche Bewegung ist eine weitere wichtige Möglichkeit, das Risiko für Typ-2-Diabetes zu senken. Sport erhöht die Insulinsensitivität, was eine bessere Glukoseaufnahme durch die Körperzellen ermöglicht. Darüber hinaus reduziert es Stress, hilft bei der Gewichtskontrolle und verbessert die Herz-Kreislauf-Gesundheit im Allgemeinen.

Arten körperlicher Aktivität: Es ist möglich, Typ-2-Diabetes zu vermeiden, indem man Krafttrainingsaktivitäten wie Eigengewichtsübungen oder Gewichtheben sowie aerobe Aktivitäten wie Gehen, Joggen oder Radfahren durchführt. Um die besten Ergebnisse zu erzielen, wird häufig eine Mischung aus beiden Trainingsformen empfohlen.

Die Auswirkung von Fettleibigkeit auf das Risiko für Typ-2-Diabetes: Einer der größten Risikofaktoren für Typ-2-Diabetes ist Fettleibigkeit. Typ-2-Diabetes und Insulinresistenz stehen in engem Zusammenhang mit überschüssigem Körperfett, insbesondere im Bauchbereich. Der Stoffwechsel des Körpers kann sich aufgrund von Fettleibigkeit verändern, wodurch es schwieriger wird, den Blutzuckerspiegel richtig zu kontrollieren.

Isletismus und viszerales Körperfett: Fett, das sich um innere Organe herum ansammelt (viszerales Fett), ist stoffwechselaktiver als subkutanes Fett, das unter der Haut verbleibt und besonders gefährlich sein kann. Insulinresistenz kann durch die Produktion entzündlicher Chemikalien im viszeralen Fett verursacht werden, die die Insulinsignalisierung stören können.

Der Einfluss des Abnehmens auf das Diabetesrisiko

Selbst eine geringfügige Gewichtsreduktion kann einen großen Einfluss auf die Senkung des Risikos für Typ-2-Diabetes haben. Schon ein geringer Gewichtsverlust von 5–10 % des Körpergewichts senkt den Blutzucker und erhöht die Insulinsensitivität. Bei der Vorbeugung und Behandlung von Typ-2-Diabetes sollte bei übergewichtigen oder adipösen Menschen das Abnehmen im Vordergrund stehen.

Kombination von Bewegung und Ernährung

Die Kombination einer ausgewogenen Ernährung mit regelmäßiger Bewegung ist die effizienteste Strategie, um ein gesundes Gewicht zu erreichen und zu halten. Die Prävention von Typ-2-Diabetes ist wahrscheinlich wirksamer, wenn sich Lebensstiländerungen auf langfristige, nachhaltige Praktiken konzentrieren.

3.3 Beitrag von Alter und ethnischer Zugehörigkeit

Mit zunehmendem Alter steigt das Risiko für Typ-2-Diabetes, insbesondere nach dem 45. Lebensjahr. Ein Teil dieses Anstiegs kann auf die altersbedingte natürliche Abnahme der Insulinsensitivität zurückgeführt werden. Darüber hinaus treten bei älteren Menschen häufiger Gewichtszunahme, verminderte körperliche Aktivität und andere Risikofaktoren auf, die zur Entstehung von Typ-2-Diabetes führen.

Warum führt das Alter zu einem Rückgang der Insulinsensitivität?: Der Alterungsprozess führt aufgrund einer Reihe von Variablen zu einer Abnahme der Insulinsensitivität, wie z. B. einer veränderten Körperzusammensetzung, verringerter Muskelmasse und erhöhtem viszeralen Fett. Auch die Funktion der Betazellen der Bauchspeicheldrüse, die für die Produktion von Insulin zuständig sind, hängt mit dem Alter zusammen.

Unterschiede im Risiko für Typ-2-Diabetes nach ethnischer Zugehörigkeit: Eine Reihe ethnischer Gruppen, darunter asiatische Amerikaner, amerikanische Ureinwohner, Afroamerikaner und Hispanics, erkranken häufiger an Typ-2-Diabetes. Diese Diskrepanzen sind auf ein komplexes Zusammenspiel genetischer, umweltbedingter und sozialer Variablen zurückzuführen.

Erbliche Neigungen zwischen ethnischen Gruppen: Ein erheblicher Teil der höheren Inzidenz von Typ-2-Diabetes in bestimmten ethnischen Gruppen kann auf genetische Anfälligkeit zurückgeführt werden. Menschen südasiatischer Abstammung beispielsweise sind genetisch eher für zentrales Übergewicht und Insulinresistenz prädisponiert, was beides das Risiko für Typ-2-Diabetes erhöht.

Umgebungs- und sozioökonomische Faktoren: Bestimmte ethnische Gruppen weisen aufgrund sozioökonomischer und umweltbedingter Variablen eine höhere Inzidenz von Typ-2-Diabetes auf. In einigen Stadtteilen kommt es häufiger zu Fettleibigkeit, mangelnder körperlicher Aktivität und einem eingeschränkten Zugang zu gesunden Nahrungsmitteln, was allesamt das Risiko für Typ-2-Diabetes erhöht.

Kulturelle Auswirkungen auf Lebensstil und Ernährung: Ernährungs- und Lebensstilentscheidungen, die das Risiko für Typ-2-Diabetes beeinflussen, werden auch von kulturellen

Variablen beeinflusst. Weniger körperliche Bewegung in Kombination mit einer traditionellen Ernährung mit hohem Anteil an verarbeiteten Kohlenhydraten und Fetten kann das Krankheitsrisiko erhöhen.

Umgang mit ethnischen Unterschieden in der Diabetesprävention: Die besonderen Schwierigkeiten, mit denen verschiedene ethnische Gruppen konfrontiert sind, müssen bei den Bemühungen zur Typ-2-Diabetes-Prävention berücksichtigt werden. Um die Inzidenz von Typ-2-Diabetes in diesen Gemeinschaften zu reduzieren, sind kulturell sensible Therapien erforderlich, die auf bestimmte Ernährungspraktiken, das Ausmaß an körperlicher Aktivität und sozioökonomische Zwänge abzielen.

3.4 Soziale und Umweltfaktoren, die die Gesundheit beeinflussen

Unsere Lebensbedingungen haben erhebliche Auswirkungen auf viele Aspekte unserer Gesundheit, einschließlich unseres Risikos, an Typ-2-Diabetes zu erkranken. Der Begriff „Umweltfaktoren" bezieht sich auf eine breite Kategorie von Variablen, darunter die Exposition gegenüber Toxinen und das Ausmaß der Umweltverschmutzung sowie die Verfügbarkeit nahrhafter Lebensmittel und die Möglichkeit, sich körperlich zu betätigen. Diese Variablen interagieren häufig mit sozialen Determinanten der Gesundheit, einschließlich sozioökonomischer Stellung, Bildungsniveau und Zugang zur Gesundheitsversorgung, und bilden ein komplexes Netzwerk von Faktoren, die das Risiko einer Person für Typ-2-Diabetes beeinflussen.

Zugang zu gesunden Optionen und der Lebensmittelumgebung: Die Ernährungsumgebung ist eine der wichtigsten Umweltvariablen, die die Entwicklung von Typ-2-Diabetes beeinflussen. An vielen Orten, insbesondere in einkommensschwachen Gegenden, ist die Verfügbarkeit vernünftiger, gesunder Lebensmittel begrenzt. In diesen als „Lebensmittelwüsten" bekannten Regionen gibt es keine Supermärkte oder Lebensmittelgeschäfte, die frische Produkte, Vollkornprodukte und Obst anbieten. Alternativ könnten sich die Einheimischen auf Fast-Food-Restaurants oder Convenience-Läden verlassen, die meist verarbeitete Mahlzeiten verkaufen, die reich an Fett, Zucker und raffinierten Kohlenhydraten sind. Durch diesen eingeschränkten Zugang zu nährstoffreichen Lebensmitteln erhöht sich das Risiko für schlechte Essgewohnheiten, Gewichtszunahme und letztendlich für Insulinresistenz und Typ-2-Diabetes.

Andererseits haben Bevölkerungsgruppen mit einer geringeren Inzidenz von Typ-2-Diabetes tendenziell einen leichteren Zugang zu gesünderen Ernährungsalternativen, wie zum Beispiel frischen Produkten in Lebensmittelgeschäften und Bauernmärkten. Gemeinschaftsgärten, mobile Märkte und Ernährungserziehungsprogramme sind einige Beispiele für Initiativen, die den Zugang zu gesunden Lebensmitteln ermöglichen und die Häufigkeit von Typ-2-Diabetes in benachteiligten Gemeinden deutlich senken können.

Umgebung für körperliche Aktivitäten: Auch die physische Umgebung hat einen erheblichen Einfluss auf das Risiko für Typ-2-Diabetes, indem sie das Ausmaß der körperlichen Aktivität beeinflusst. In Gegenden, in denen es keine Parks, Wanderwege und Freizeiteinrichtungen gibt – also sichere und bequeme Orte zum Trainieren –, kann von regelmäßiger körperlicher Aktivität abgeraten werden. Wenn die Stadt beispielsweise nur über wenige Gehwege verfügt oder aufgrund hoher Kriminalitätsraten als gefährlich gilt, sind die Bürger möglicherweise weniger geneigt, zu Fuß zu gehen oder Fahrrad zu fahren, um sich fit zu halten oder sich fortzubewegen. Diese sitzende Lebensweise erhöht das Risiko für Typ-2-Diabetes, Fettleibigkeit und Insulinresistenz.

Fußgängerzonen, Radwege und öffentliche Parks sind wichtige Bestandteile der Stadtgestaltung, die körperliche Aktivität fördern und die Prävalenz von Typ-2-Diabetes senken können. Programme, die kostenlosen oder kostengünstigen Zugang zu Sportanlagen, Fitnessstudios und Fitnesskursen ermöglichen, können auch Menschen in einkommensschwachen Vierteln dabei unterstützen, einen aktiven Lebensstil und ein gesundes Gewicht aufrechtzuerhalten.

Toxinbelastung und Umweltverschmutzung: Aktuellen Studien zufolge kann auch die Belastung durch bestimmte Chemikalien und Umweltschadstoffe zur Entstehung von Typ-2-Diabetes beitragen. Beispielsweise gibt es Hinweise darauf, dass Luftverschmutzung mit einem höheren Risiko für Typ-2-Diabetes und Insulinresistenz verbunden ist. Ein häufiger Luftschadstoff namens Feinstaub (PM2,5) kann

Entzündungen im Körper verursachen, die die Insulinsignalisierung behindern und zu einer Insulinresistenz führen können.

Ebenso besteht ein Zusammenhang zwischen einem höheren Risiko für Fettleibigkeit und Typ-2-Diabetes und der Exposition gegenüber endokrin wirkenden Chemikalien (EDCs), zu denen Phthalate, Bisphenol A (BPA) und mehrere Pestizide gehören. Diese Substanzen haben das Potenzial, den Hormonhaushalt und den Stoffwechsel zu stören, was zu Insulinresistenz und Gewichtszunahme führen kann.

Um die Belastung durch Umweltschadstoffe und -gifte zu verringern, sind koordinierte Maßnahmen auf lokaler, nationaler und internationaler Ebene erforderlich. Die öffentliche Gesundheit kann geschützt und die Prävalenz von Typ-2-Diabetes verringert werden, wenn Maßnahmen zur Kontrolle der Luftqualität, zum Verbot der Verwendung gefährlicher Chemikalien und zur Förderung sauberer Energie ergriffen werden.

Gesundheitsdeterminanten in der Gesellschaft: Das Risiko für Typ-2-Diabetes wird maßgeblich von sozialen Determinanten der Gesundheit beeinflusst, wie z. B. sozialer Unterstützung, Bildung, Beschäftigung und sozioökonomischer Stellung. Unterschiede in den Gesundheitsergebnissen verschiedener demografischer Gruppen werden typischerweise durch die Überschneidung dieser Variablen mit Umweltfaktoren verursacht.

Demografische Lage und Diabetesrisiko: Typ-2-Diabetes

trifft eher Menschen mit einem niedrigeren sozioökonomischen Status (SES). Zahlreiche Faktoren wie eingeschränkter Zugang zur Gesundheitsversorgung, eine nährstoffreiche Ernährung und Möglichkeiten zur körperlichen Betätigung tragen zu diesem erhöhten Risiko bei. Chronischer Stress kommt auch häufiger bei Personen mit einem niedrigeren sozioökonomischen Status (SES) vor, da es Probleme mit der Unterkunft, der Beschäftigung und der finanziellen Instabilität gibt. Langfristiger Stress kann zu ungesunden Bewältigungsstrategien führen, darunter Essattacken, Rauchen oder Alkoholmissbrauch, die allesamt das Risiko für Typ-2-Diabetes erhöhen.

Darüber hinaus kann die Fähigkeit einer Person, Gesundheitsinformationen zu erhalten und zu verstehen, durch ihren niedrigeren SES beeinträchtigt werden, der häufig mit einem niedrigeren Bildungsniveau zusammenhängt. Wenn es an Gesundheitskompetenz mangelt, kann es schwieriger sein, Diabetes-Risikofaktoren wie Ernährung und Bewegung zu kontrollieren und umgehend ärztliche Hilfe in Anspruch zu nehmen.

Ausbildung und Beruf: Der Bildungsstand ist ein weiterer wichtiger Faktor, der das Risiko für Typ-2-Diabetes beeinflusst. Ein höheres Bildungsniveau ist häufig mit verbesserten Gesundheitsergebnissen verbunden, beispielsweise einem geringeren Risiko für Typ-2-Diabetes. Zusätzlich zur Beeinflussung gesundheitsbezogener Gewohnheiten wie Ernährung und Bewegung kann Bildung den Menschen die Informationen und Fähigkeiten vermitteln, die sie benötigen, um sich erfolgreich im Gesundheitssystem zurechtzufinden. Menschen mit höherem Bildungsniveau arbeiten auch eher in Positionen, die bezahlte Freistellung bei Krankheit, Krankenversicherung und andere Vorteile bieten, die das Wohlbefinden fördern.

Der Beruf ist ein weiterer Faktor, der das Diabetesrisiko beeinflusst. Berufe, die körperlich anstrengend sind oder längere Inaktivitätsphasen erfordern, können das Risiko für Typ-2-Diabetes und Fettleibigkeit erhöhen. Beispielsweise sind Berufstätige, die viel Sitzen erfordern, etwa Lkw-Fahrer oder Büroangestellte, aufgrund ihrer körperlichen Inaktivität möglicherweise stärker gefährdet. Allerdings können körperlich anstrengende Tätigkeiten, bei denen schweres Heben oder wiederholte Bewegungen erforderlich sind, zu langfristigen Beschwerden oder Verletzungen führen, die die körperliche Betätigung einschränken und das Körpergewicht erhöhen.

Psychische Gesundheit und soziale Unterstützung: Eine Schlüsselkomponente bei der Kontrolle und Prävention von Typ-2-Diabetes ist soziale Unterstützung. Starke soziale Netzwerke, zu denen Freunde, Familie und Nachbarschaftsverbände gehören, erhöhen die Wahrscheinlichkeit, dass eine Person gesunde Gewohnheiten annimmt und bei Bedarf einen Arzt aufsucht. Zusätzlich zur praktischen und emotionalen Unterstützung kann soziale Unterstützung dabei helfen, die alltäglichen Probleme im Leben mit Typ-2-Diabetes zu bewältigen, einschließlich der Einnahme von Medikamenten, der Aufrechterhaltung eines aktiven Lebensstils und der Einhaltung einer nahrhaften Ernährung.

Das Diabetesrisiko und die sozioökonomischen Determinanten der Gesundheit stehen in engem Zusammenhang mit der psychischen Gesundheit. Menschen mit einer schlechten sozioökonomischen Stellung und wenig sozialer Unterstützung leiden häufiger an Depressionen, Angstzuständen und chronischem Stress. Aufgrund bestimmter psychischer Probleme kann es schwieriger sein, gute Gewohnheiten beizubehalten und Diabetes erfolgreich in den Griff zu bekommen. Um die Ergebnisse für Menschen zu verbessern, bei denen das Risiko besteht, an Typ-2-Diabetes zu erkranken oder die bereits daran leiden, sind integrierte Methoden erforderlich, die sich mit der Behandlung von Diabetes und der psychischen Gesundheit befassen.

3.5 Typ-2-Diabetes und Schwangerschaftsdiabetes: Ein Zusammenhang

Diabetes während der Schwangerschaft verstehen

Schwangerschaftsdiabetes verschwindet in der Regel nach der Geburt des Kindes und wird als Schwangerschaftsdiabetes bezeichnet. Dennoch ist es ein erheblicher Risikofaktor für das spätere Auftreten von Typ-2-Diabetes. Wenn der Körper einer Frau nicht genügend Insulin produzieren kann, um den erhöhten Bedarf während der Schwangerschaft zu decken, entwickelt sie einen Schwangerschaftsdiabetes, der durch einen erhöhten Blutzuckerspiegel gekennzeichnet ist. Um dieses Problem zu erkennen, das sich häufig im zweiten oder dritten Schwangerschaftstrimester manifestiert, werden routinemäßige Glukose-Screening-Tests durchgeführt.

Risikofaktoren für Schwangerschaftsdiabetes: Übergewicht oder Fettleibigkeit, Diabetes in der Familienanamnese und die Zugehörigkeit zu bestimmten ethnischen Gruppen wie Afroamerikanern, Hispanics, amerikanischen Ureinwohnern oder asiatischen Amerikanern sind einige der Variablen, die das Risiko für die Entwicklung von Schwangerschaftsdiabetes erhöhen. Frauen, die ein großes Baby zur Welt gebracht haben (mehr als 4,5 kg) oder die während einer früheren Schwangerschaft an Schwangerschaftsdiabetes litten, sind ebenfalls anfälliger.

Die Beziehung zwischen Typ-2-Diabetes und Schwangerschaftsdiabetes: Frauen mit Schwangerschaftsdiabetes werden in der Zukunft viel häufiger von Typ-2-Diabetes betroffen sein. Untersuchungen zufolge können bis zu 50 % der Frauen mit Schwangerschaftsdiabetes fünf bis zehn Jahre nach der Geburt eines Kindes an Typ-2-Diabetes erkranken. Obwohl die genauen Prozesse, die dieses erhöhte Risiko verursachen, nicht vollständig bekannt sind, geht man davon aus, dass eine Mischung aus genetischen, hormonellen und Lebensstilvariablen eine Rolle spielt.

Insulinresistenz und Funktionsstörung von Betazellen: Da Schwangerschaftsdiabetes ein Zeichen einer Insulinresistenz und einer Fehlfunktion der Betazellen ist, geht er häufig dem Ausbruch von Typ-2-Diabetes voraus. Die Wirkung von Plazentahormonen während der Schwangerschaft erhöht den Insulinbedarf des Körpers, wodurch es für den Körper möglicherweise schwieriger wird, den Blutzuckerspiegel zu kontrollieren. Bei schwangeren Frauen ist die Wahrscheinlichkeit einer zugrunde liegenden Insulinresistenz oder einer Fehlfunktion der Betazellen höher, was sich zu einem Schwangerschaftsdiabetes verschlimmern kann.

Typ-2-Diabetes kann als Folge einer Insulinresistenz, die auch nach der Schwangerschaft nicht verschwindet, und einer anhaltenden Abnahme der Betazellaktivität entstehen. Da ein enger Zusammenhang zwischen überschüssigem Körperfett und Insulinresistenz besteht, sind Frauen, die vor der Schwangerschaft übergewichtig oder fettleibig waren, einem höheren Risiko ausgesetzt.

Die Bedeutung der Nachsorge: Frauen, die an einem Schwangerschaftsdiabetes erkrankt sind, müssen sich nach der Schwangerschaft einer routinemäßigen Nachsorgebehandlung unterziehen, da ein erheblicher Zusammenhang zwischen Schwangerschaftsdiabetes und Typ-2-Diabetes besteht. Neben der Beratung zu Lebensstiländerungen zur Senkung des Diabetesrisikos sollte diese Pflege auch eine Blutzuckerüberwachung umfassen, um das Auftreten von Typ-2-Diabetes zu verhindern. Zu den wichtigsten Maßnahmen zur Vermeidung von Typ-2-Diabetes nach Schwangerschaftsdiabetes gehören eine ausgewogene Ernährung, körperliche Aktivität und die Aufrechterhaltung eines gesunden Gewichts.

Auswirkungen auf den Jugendlichen: Auch die Kinder von Müttern, bei denen Schwangerschaftsdiabetes diagnostiziert wurde, leiden im späteren Alter häufiger an Fettleibigkeit und Typ-2-Diabetes. Auch wenn die intrauterine Umgebung einen Einfluss haben kann, sind genetische Faktoren für einen Teil dieses Risikos verantwortlich. Ein erhöhter Blutzuckerspiegel in der Schwangerschaft kann dazu führen, dass sich das Baby zu schnell entwickelt und mehr Fett ansammelt, was das Risiko für Stoffwechselprobleme beim Säugling erhöhen kann.

Bei Kindern von Müttern mit Schwangerschaftsdiabetes können frühzeitige Therapien wie die Förderung des Stillens, die Förderung guter Essgewohnheiten und die Unterstützung bei körperlicher Aktivität dazu beitragen, das Auftreten von Fettleibigkeit und Typ-2-Diabetes zu senken.

Es ist von entscheidender Bedeutung, die Ursachen und Risikofaktoren von Typ-2-Diabetes sowohl für die Therapie als auch für die Prävention zu verstehen. Der Zustand wird hauptsächlich durch genetische Veranlagung, Lebensstilentscheidungen, einschließlich Ernährung und Bewegung, sowie umweltbedingte und soziale Faktoren der Gesundheit bestimmt. Darüber hinaus ist Schwangerschaftsdiabetes ein wichtiger Risikofaktor, der in Zukunft Frühindikatoren für Typ-2-Diabetes sein könnte. Durch gezielte Behandlungen und Änderungen des Lebensstils können Menschen ihre allgemeine Gesundheit und ihr Wohlbefinden verbessern und ihr Risiko, an Typ-2-Diabetes zu erkranken, verringern.

ERKENNUNG DER SYMPTOME VON TYP-2-DIABETES

4.1

TypischeTyp-2-Diabetes-Symptome

Da viele Patienten mit Typ-2-Diabetes möglicherweise erst dann Symptome zeigen, wenn die Erkrankung merklich fortgeschritten ist, wird die Krankheit manchmal als „stiller Killer" bezeichnet. Es gibt jedoch eine Reihe typischer Symptome, die auf Typ-2-Diabetes hinweisen können. Es ist wichtig, diese Frühindikatoren zu erkennen, damit die Behandlung so schnell wie möglich beginnen kann.

Häufiges Wasserlassen (Polyurie) ist eines der häufigsten Symptome. Wenn der Blutzuckerspiegel hoch ist, müssen die

Nieren Überstunden machen, um mehr Zucker zu filtern und aufzunehmen. Die vermehrte Harnausscheidung entsteht dadurch, dass die Nieren den zusätzlichen Zucker in den Urin ausstoßen, wenn sie ihn nicht verarbeiten können, und dabei Flüssigkeit aus dem Gewebe mitnehmen. Dies kann insbesondere nachts den Schlaf beeinträchtigen.

Erhöhter Durst (Polydipsie) ist ein weiteres Symptom, das stark mit häufigem Wasserlassen verbunden ist. Durst ist ein Signal zur Anregung der Flüssigkeitsaufnahme, wenn der Körper mehr Flüssigkeit über den Urin verliert. Patienten mit nicht diagnostiziertem Typ-2-Diabetes können diesen Zyklus aus häufigem Wasserlassen und Durst als sehr anstrengend empfinden.

Ein weiteres Zeichen ist *Gewichtsverlust erklärt*; Dies wird jedoch häufiger mit Typ-1-Diabetes in Verbindung gebracht. Dennoch ist Gewichtsverlust für bestimmte Typ-2-Diabetiker eine mögliche Nebenwirkung, insbesondere wenn die Krankheit zu einer unzureichenden Insulinproduktion oder einer beeinträchtigten Insulinverwendung führt. Dadurch werden Fett und Muskeln zur Energiegewinnung abgebaut, was zu einer Gewichtsreduktion führt.

Müdigkeit ist ein weit verbreitetes Symptom, das mehrere Ursachen hat. Im Fall von Typ-2-Diabetes ist sie jedoch häufig auf die ineffiziente Nutzung von Glukose als Energiequelle durch den Körper zurückzuführen. Menschen erleben einen starken Energieverlust, wenn ihren Zellen Glukose entzogen wird, was dazu führt, dass sie sich ausgelaugt und lustlos fühlen.

Verschwommenes Sehen kann auftreten, wenn der Blutzuckerspiegel zu hoch ist, wodurch sich die Augenlinse ausdehnt und die Fokussierung für kurze Zeit beeinträchtigt wird. Bleibt die Erkrankung unbehandelt, könnte dies zu schwerwiegenderen Folgen führen, beispielsweise zu einer diabetischen Retinopathie, der Hauptursache für Erblindung.

Weitere Anzeichen sind häufige Infektionen oder langsam heilende Wunden. Ein erhöhter Blutzuckerspiegel kann die Durchblutung beeinträchtigen und den körpereigenen Regenerationsmechanismus beeinträchtigen. Dies kann das Infektionsrisiko erhöhen und zu chronischen Wunden, insbesondere an den Füßen, führen. Darüber hinaus schafft ein erhöhter Blutzucker den perfekten Lebensraum für Hefen und Bakterien, was die Wahrscheinlichkeit von Infektionen, insbesondere im Harnsystem, der Haut und dem Zahnfleisch, erhöht.

Neuropathie oder Kribbeln oder Taubheitsgefühl in Händen und Füßen ist ein weiteres Symptom, das oft unerkannt bleibt, bis es schlimmer wird. Ein hoher Blutzuckerspiegel kann im Laufe der Zeit zu Nervenschäden führen, die zu Kribbeln, Brennen oder Taubheitsgefühl in den betroffenen Gliedmaßen führen können. Zusätzlich zu den Beschwerden kann diese Nervenverletzung zu Muskelschwäche führen.

Acanthosis nigricans oder „dunkle Hautflecken"., entwickeln sich häufig in der Leistengegend, den Achselhöhlen oder den Nackenfalten. Diese tiefen, samtigen

Hautflecken sind oft ein Symptom einer Insulinresistenz und ein Vorspiel für die Entstehung von Typ-2-Diabetes.

Ein weiteres typisches Symptom ist Hunger, der manchmal auch als Polyphagie bezeichnet wird. Da ihr Körper die Nahrung, die sie zu sich nehmen, nicht richtig zur Energiegewinnung verwerten kann, verspüren Menschen mit Typ-2-Diabetes möglicherweise immer noch Hunger, auch wenn sie mehr essen. Dies kann die Krankheit verschlimmern, indem ein Teufelskreis aus übermäßiger Ernährung und Gewichtszunahme ausgelöst wird.

4.2 Eine frühzeitige Diagnose ist entscheidend

Die Bedeutung einer frühen Typ-2-Diabetes-Diagnose kann nicht hoch genug eingeschätzt werden. Wenn Typ-2-Diabetes später im Leben entdeckt wird, sind die Systeme und Organe des Körpers möglicherweise bereits schwer geschädigt. Ein anhaltend hoher Blutzuckerspiegel kann schwerwiegende Nebenwirkungen wie Herzerkrankungen, Nierenschäden (Nephropathie), Nervenschäden (Neuropathie) und Augenschäden (Retinopathie) verursachen. Diese Probleme können möglicherweise tödlich sein und einen erheblichen negativen Einfluss auf die Lebensqualität haben.

Eine frühzeitige Erkennung verhindert Komplikationen
Eine frühzeitige Diagnose ermöglicht rechtzeitiges Handeln, das den Beginn von Problemen entweder hinauszögern oder verhindern kann. Durch eine frühzeitige Diagnose und

Behandlung von Typ-2-Diabetes können Menschen die Verantwortung für ihre Gesundheit übernehmen und das Risiko langfristiger Folgen verringern. Eine frühzeitige Intervention besteht oft aus blutzuckersenkenden Medikamenten sowie aus Änderungen des Lebensstils wie einer besseren Ernährung, mehr Bewegung und Gewichtsreduzierung.

Verbesserung der Ergebnisse durch schnelles Eingreifen
Untersuchungen haben gezeigt, dass die Behandlung von Typ-2-Diabetes in einem frühen Alter die Ergebnisse verbessern und die Wahrscheinlichkeit von Komplikationen verringern kann. Beispielsweise zeigte die United Kingdom Prospective Diabetes Study (UKPDS), dass eine strenge Blutzuckerkontrolle die Häufigkeit mikrovaskulärer Komplikationen wie Nieren- und Augenschäden bei Personen mit kürzlich diagnostiziertem Typ-2-Diabetes drastisch senkte. Neben einer Verbesserung des langfristigen Blutzuckermanagements kann eine frühzeitige Therapie dazu beitragen, die Funktion der als Betazellen bekannten Bauchspeicheldrüsenzellen aufrechtzuerhalten, die für die Produktion von Insulin verantwortlich sind.

Die Funktion medizinischer Fachkräfte in der Frühdiagnose
Die Früherkennung von Typ-2-Diabetes wird von Ärzten erheblich unterstützt. Regelmäßige Vorsorgeuntersuchungen helfen dabei, die Erkrankung zu erkennen, bevor sich die Symptome verschlimmern, insbesondere bei Personen mit hohem Risiko. Insbesondere Menschen, die übergewichtig oder fettleibig sind, in der Familie an Diabetes erkrankt sind,

über 45 Jahre alt sind oder einer bestimmten ethnischen Gruppe angehören – etwa Afroamerikaner, Hispanoamerikaner, amerikanische Ureinwohner oder asiatische Amerikaner – sollten sich einer Vorsorgeuntersuchung unterziehen.

4.3 Diagnoseverfahren und Tests

FPG-Test: Nüchtern-Plasmaglukose: Einer der am häufigsten verwendeten Tests zur Diagnose von Typ-2-Diabetes ist der Nüchtern-Plasmaglukosetest (FPG). Nach mindestens acht Stunden Fasten wird mit diesem Test der Blutzuckerspiegel gemessen. Unter 100 mg/dL liegt der übliche Blutzuckerspiegel beim Fasten. Prä-Diabetes wird als ein Wert von 100 bis 125 mg/dl definiert, und Typ-2-Diabetes wird durch zwei verschiedene Tests mit einem Ergebnis von 126 mg/dl oder mehr bestätigt.

Der OGTT (Oraler Glukosetoleranztest): Ein weiterer diagnostischer Test für Typ-2-Diabetes ist der Orale Glukosetoleranztest (OGTT), der besonders nützlich ist, wenn die Ergebnisse des FPG-Tests unklar sind. Der Blutzuckerspiegel wird mit dem OGTT sowohl vor als auch zwei Stunden nach der Einnahme eines glukosereichen Getränks gemessen. Weniger als 140 mg/dl gelten als normaler Blutzucker, Prädiabetes wird jedoch durch einen Wert zwischen 140 und 199 mg/dl angezeigt. Typ-2-Diabetes wird durch einen Wert von 200 mg/dl oder mehr bestätigt.

A1C-Test: Der glykierte Hämoglobin-Test oder A1C-Test gibt einen Durchschnittswert des Blutzuckerspiegels der letzten zwei bis drei Monate an. Dieser Test berechnet den Anteil des Hämoglobins – des sauerstofftransportierenden Proteins in den roten Blutkörperchen –, das mit Zucker überzogen oder glykiert ist. A1C-Werte zwischen 5,7 % und 6,4 % deuten auf Prädiabetes hin; 5,7 % bis 6,4 % gelten als normal; und 6,5 % oder mehr bei zwei verschiedenen Tests bestätigen die Diagnose eines Typ-2-Diabetes.

Positiver Glukose-Zufallstest: Ohne Fasten kann der Blutzuckerspiegel zu jeder Tageszeit mit dem zufälligen Plasmaglukosetest gemessen werden. Wenn diabetische Anzeichen wie erhöhter Durst, häufiges Wasserlassen und unerklärlicher Gewichtsverlust vorliegen, wird dieser Test häufig durchgeführt. Typ-2-Diabetes kann zusätzlich zu den Krankheitssymptomen durch einen Blutzuckerspiegel von 200 mg/dl oder mehr bestätigt werden.

Prädiabetes-Screening und Frühintervention: Das prädiabetische Screening ist für die Prävention und Frühintervention von Typ-2-Diabetes von entscheidender Bedeutung. Prädiabetiker haben einen höheren Blutzuckerspiegel als üblich, aber dieser ist nicht hoch genug, um als Diabetiker zu gelten. Die frühzeitige Erkennung von Prädiabetes ermöglicht Änderungen des Lebensstils, die das Auftreten von Typ-2-Diabetes stoppen oder verlangsamen können. Zu diesen Anpassungen gehören eine gesündere Ernährung, mehr Bewegung und Gewichtsreduzierung.

4.4 Prädiabetes: Warnsignale und Vermeidung

Was ist Diabetes-Vorläufer?

Der Blutzuckerspiegel ist zwar höher als normal, aber nicht hoch genug, um als Typ-2-Diabetes eingestuft zu werden, wird als Prädiabetes bezeichnet. Prädiabetes ist ein kritisches Stadium in der Entwicklung von Typ-2-Diabetes, da es eine Möglichkeit zur Prävention bietet. Zu diesem Zeitpunkt beginnt der Körper, Symptome einer Insulinresistenz zu zeigen, einem Zustand, bei dem Zellen ihre Empfindlichkeit gegenüber Insulin verlieren und der Blutzuckerspiegel steigt.

Gefahrenindizes für potenziellen Diabetes

Ohne eine Blutuntersuchung ist es schwierig, einen Prädiabetes zu erkennen. Es kann jedoch ein Prädiabetes vorliegen, worauf einige Warnsignale hinweisen. Dazu gehören eine sitzende Lebensweise, ein Alter von über 45 Jahren, Typ-2-Diabetes in der Familie sowie Übergewicht oder Fettleibigkeit, insbesondere mit zusätzlichem Fett am Bauch. Darüber hinaus tritt Prädiabetes häufiger bei mehreren ethnischen Gruppen auf, darunter bei asiatischen Amerikanern, amerikanischen Ureinwohnern, Afroamerikanern und Hispanics.

Weitere mögliche Indikatoren für eine Insulinresistenz sind dunklere Hautflecken (Acanthosis nigricans) in der Leistengegend, den Achselhöhlen und am Hals. Prädiabetes tritt auch häufiger bei Frauen auf, die während der Schwangerschaft an Schwangerschaftsdiabetes erkrankt sind oder ein Kind mit einem Gewicht von mehr als 4,5 Kilogramm zur Welt gebracht haben.

Ändern Sie Ihren Lebensstil, um Typ-2-Diabetes zu vermeiden

Die gute Nachricht ist, dass Änderungen des Lebensstils in der Regel den Ausbruch von Typ-2-Diabetes verhindern oder hinauszögern und Prä-Typ-2-Diabetes behandeln können. Eine Reduzierung des Körpergewichts um lediglich 5 bis 7 % kann einen erheblichen Einfluss auf die Senkung der Inzidenz von Typ-2-Diabetes haben. Häufige sportliche Betätigung wie Gehen, Schwimmen oder Radfahren an fünf Tagen in der Woche für mindestens eine halbe Stunde kann ebenfalls dazu beitragen, den Blutzuckerspiegel zu senken und die Insulinsensitivität zu erhöhen.

Blutzuckerspiegel.

Die Vorbeugung von Typ-2-Diabetes kann auch durch eine ausgewogene Ernährung mit wenig verarbeiteten Lebensmitteln, zuckerhaltigen Getränken und rotem Fleisch und viel Vollkorn, Obst, Gemüse, magerem Eiweiß und gesunden Fetten erheblich unterstützt werden. Auch die Reduzierung des Alkoholkonsums und die Raucherentwöhnung können dazu beitragen, das Risiko zu minimieren.

Die Funktion von Medikamenten bei der Behandlung von Prädiabetes

Medizinische Fachkräfte empfehlen manchmal Medikamente zur Behandlung von Prädiabetes und zur Verhinderung der

Entwicklung zu Typ-2-Diabetes. Das am häufigsten verabreichte Medikament gegen Prädiabetes ist Metformin, da es die Insulinsensitivität erhöht und den Blutzuckerspiegel senkt. Dennoch sind Änderungen des Lebensstils nach wie vor die Hauptstütze bei der Behandlung von Prädiabetes, und zusätzlich zu diesen Anpassungen werden in der Regel Medikamente eingesetzt.

Beobachtung und häufige Untersuchungen
Prädiabetiker sollten regelmäßig ihren Arzt aufsuchen, um ihren Blutzuckerspiegel zu bestimmen und ihr Risiko, an Typ-2-Diabetes zu erkranken, zu bestimmen. Eine häufige Überwachung ermöglicht eine rechtzeitige Änderung der Lebensgewohnheiten und, falls erforderlich, eine medikamentöse Behandlung, um eine Verschlechterung der Erkrankung zu verhindern.

STRATEGIEN FÜR DAS TÄGLICHE MANAGEMENT

5.1 Erstellen eines harmonischen Zeitplans

Für Menschen mit Typ-2-Diabetes ist die Aufrechterhaltung eines gesunden Gleichgewichts in vielen Bereichen des täglichen Lebens, wie etwa Ernährung, Bewegung, Medikamente und Stressabbau, notwendig. Die Entwicklung einer regelmäßigen Routine, die zur Aufrechterhaltung eines stabilen Blutzuckerspiegels beiträgt, ist eine der wichtigsten Taktiken. Dazu gehört es, regelmäßig zu essen, Sport zu treiben, verschriebene Medikamente einzunehmen und den Blutzuckerspiegel im Auge zu behalten.

Nahrhafte Ernährungspraktiken

Um Typ-2-Diabetes wirksam in den Griff zu bekommen, ist eine Diät unerlässlich. Eine nahrhafte Ernährung, die Vollkornprodukte, Obst, Gemüse, mageres Fleisch und gesunde Fette umfasst, hilft dabei, den Blutzuckerspiegel zu kontrollieren. Besonders im Hinblick auf Kohlenhydrate ist die Portionskontrolle von entscheidender Bedeutung, da diese den größten Einfluss auf den Blutzucker haben. Besonders vorteilhaft sind Lebensmittel mit niedrigem glykämischen Index, wie Hülsenfrüchte, Vollkornprodukte und nicht stärkehaltiges Gemüse, da sie Glukose langsam freisetzen und den Blutzuckeranstieg reduzieren.

Die Planung von Mahlzeiten ist eine weitere wichtige Taktik. Wenn Sie Hunger verspüren, können Sie der Versuchung, zu weniger gesunden Alternativen zu greifen, vorbeugen, indem Sie Ihre Mahlzeiten im Voraus planen und nahrhafte Snacks auswählen. Das Treffen fundierter Ernährungsentscheidungen kann auch durch das Lesen der Lebensmitteletiketten und die Kenntnis der Kohlenhydratmenge in verschiedenen Mahlzeiten erleichtert werden.

Tägliche Übung

Bewegung ist ein weiterer wichtiger Bestandteil bei der Behandlung von Typ-2-Diabetes. Da Sport die Insulinsensitivität erhöht und die Fähigkeit der Muskeln zur Glukoseverwertung verbessert, wird der Blutzuckerspiegel gesenkt. Regelmäßige Bewegung wie Radfahren, Schwimmen, Gehen oder Krafttraining kann Ihnen helfen, Ihren Diabetes in den Griff zu bekommen und Ihre allgemeine

Gesundheit zu verbessern.

Es ist wichtig, langfristige, nachhaltige Aktivitäten auszuwählen, die Ihnen Spaß machen. Nehmen Sie schrittweise Änderungen an Ihrem Fitnessprogramm vor, indem Sie mit kleinen, überschaubaren Zielen beginnen, wie zum Beispiel einem kurzen Spaziergang nach dem Essen. Wenn Sie kleine Möglichkeiten finden, Bewegung in Ihr tägliches Leben zu integrieren – beispielsweise die Treppe anstelle des Aufzugs zu benutzen –, kann dies mit der Zeit erhebliche Auswirkungen haben. Konsistenz ist der Schlüssel.

Reduzierung von Stress
Der Blutzuckerspiegel kann durch Stress erheblich beeinflusst werden. Stress führt dazu, dass der Körper Adrenalin und Cortisol ausschüttet, zwei Hormone, die den Blutzuckerspiegel erhöhen können. Daher ist die Stressbewältigung ein entscheidender Bestandteil der täglichen Diabetesversorgung. Tiefes Atmen, Yoga, Meditation und Achtsamkeit sind einige Methoden, die helfen können, Stress abzubauen und das allgemeine Wohlbefinden zu verbessern.

Darüber hinaus ist es wichtig, ausreichend Schlaf zu bekommen, da unzureichender Schlaf zu erhöhtem Stress und Störungen des Blutzuckerspiegels führen kann. Erstellen Sie eine beruhigende Schlafenszeitroutine und halten Sie sich an einen regelmäßigen Schlafplan, um Ihr Tagesziel von 7–9 Stunden guten Schlafs zu erreichen.

Aufbau eines Unterstützungssystems

Das Leben mit Typ-2-Diabetes kann eine Herausforderung sein, aber ein starkes Unterstützungssystem kann einen erheblichen Unterschied machen. Familie, Freunde und medizinisches Fachpersonal können emotionale Unterstützung, praktische Ratschläge und Ermutigung bieten. Auch der Beitritt zu einer Diabetes-Selbsthilfegruppe, entweder persönlich oder online, kann von Vorteil sein, da sie die Möglichkeit bietet, mit anderen in Kontakt zu treten, die vor ähnlichen Herausforderungen stehen.

5.2 Überwachung des Blutzuckerspiegels

Warum Überwachung wichtig ist

Die regelmäßige Überwachung des Blutzuckerspiegels ist ein Grundstein für die Kontrolle von Typ-2-Diabetes. Es liefert wichtige Informationen darüber, wie sich Ernährung, Bewegung, Medikamente und Stress auf Ihren Blutzuckerspiegel auswirken. Durch die Überwachung dieser Ebenen können Sie fundierte Urteile über Ihr tägliches Management fällen und Maßnahmen ergreifen, um Probleme zu vermeiden.

Selbstüberwachungstools

Die gebräuchlichste Technik zur Selbstkontrolle ist die Verwendung eines Blutzuckermessgeräts, eines winzigen Instruments, das die Glukosemenge in einem Blutstropfen misst, der normalerweise durch einen Fingerstich entnommen wird. Es sind auch kontinuierliche Glukosemonitore (CGMs) erhältlich, die Tag und Nacht Echtzeit-Blutzuckermessungen ermöglichen. CGMs sind sehr hilfreich, um Muster und Trends im Blutzuckerspiegel zu erkennen, was eine genauere Kontrolle ermöglicht.

Es ist wichtig, den Rat Ihres Arztes bezüglich der Häufigkeit der Blutzuckerkontrolle zu befolgen. Während einige Menschen ihre Werte möglicherweise mehrmals täglich überprüfen müssen, ist dies bei anderen möglicherweise nur selten erforderlich. Sie und Ihr Arzt können Muster erkennen und die notwendigen Anpassungen vornehmen, wenn Sie und Ihr Protokoll Notizen zu Ihrer Ernährung, Ihrem Trainingsprogramm und Ihren Medikamenten enthalten.

Blutzucker-Zielbereiche
Ihr Arzt wird Ihnen auf der Grundlage Ihrer individuellen Bedürfnisse Zielwerte für den Blutzuckerspiegel nennen. Typischerweise liegt der gewünschte Bereich vor den Mahlzeiten zwischen 80 und 130 mg/dl und zwei Stunden nach den Mahlzeiten bei weniger als 180 mg/dl. Diese Ziele können jedoch je nach Variablen wie Alter, allgemeinem Gesundheitszustand und dem Vorliegen anderer medizinischer Störungen variieren.

Es ist wichtig, diese Zielbereiche so regelmäßig wie möglich anzustreben, da die Aufrechterhaltung des Blutzuckerspiegels innerhalb dieser Bereiche dazu beitragen kann, Folgen wie Herzerkrankungen, Nierenschäden, Nervenschäden und Augenprobleme zu vermeiden.

Ergebnisse interpretieren und Anpassungen vornehmen
Um Blutzuckerwerte zu interpretieren, müssen Sie verstehen,

wie verschiedene Faktoren Ihren Blutzuckerspiegel beeinflussen. Wenn Ihr Blutzucker beispielsweise nach einer Mahlzeit höher als gewöhnlich ist, kann das ein Hinweis darauf sein, dass Sie mehr Kohlenhydrate zu sich genommen haben, als Ihr Körper verarbeiten kann. Andererseits könnte ein niedriger Blutzuckerspiegel darauf hindeuten, dass Sie Ihre Medikamente anpassen oder häufiger essen müssen.

Es ist wichtig, alle anhaltenden Trends zu hohem oder niedrigem Blutzuckerspiegel mit Ihrem Arzt zu besprechen. Sie können Ihnen dabei helfen, Ihre Ernährung, Ihr Trainingsprogramm oder Ihre Medikamentendosierung im Rahmen Ihres Behandlungsplans anzupassen.

Die Rolle des A1C-Tests
Zusätzlich zur täglichen Überwachung bietet der A1C-Test einen Gesamtüberblick über Ihr Blutzuckermanagement in den letzten zwei bis drei Monaten. Dieser Test berechnet den Anteil des Hämoglobins – des sauerstofftransportierenden Proteins in den roten Blutkörperchen –, das mit Zucker überzogen oder glykiert ist. Für die meisten Menschen mit Typ-2-Diabetes ist ein A1C-Wert unter 7 % ideal, aber abhängig von Ihrer individuellen Situation hat Ihr Arzt möglicherweise ein anderes Ziel vor Augen.

5.3 Die Rolle von Insulin und Medikamenten

Orale Arzneimittel

Für viele Menschen mit Typ-2-Diabetes spielen orale
Medikamente eine entscheidende Rolle bei der Kontrolle des
Blutzuckerspiegels. Es gibt verschiedene Arten von oralen
Medikamenten, die jeweils auf unterschiedliche Weise zur
Kontrolle des Blutzuckers beitragen. Zu den gängigen Klassen
von Diabetikermedikamenten gehören:

Metformin: Metformin ist oft das erste verschriebene
Medikament und wirkt, indem es die Glukoseproduktion in
der Leber reduziert und die Insulinsensitivität verbessert.
Aspartam: Als Reaktion auf diese Medikamente produziert
die Bauchspeicheldrüse mehr Insulin. Beispiele sind Glipizid
und Glyburid.
DPP-4-Inhibitoren: Durch die Unterstützung der
körpereigenen Fähigkeit des Körpers, den Blutzucker zu
senken, senken diese Medikamente den Blutzucker
hauptsächlich, indem sie die Insulinausschüttung nach den
Mahlzeiten erhöhen. Beispiele hierfür sind Sitagliptin und
Saxagliptin.
SGLT2-Inhibitoren: Diese Medikamente unterstützen die
Nieren dabei, überschüssige Glukose aus dem Blut in den
Urin auszuscheiden. Beispiele hierfür sind Canagliflozin und
Dapagliflozin.
Thiazolidindione: Diese Medikamente erhöhen die
Empfindlichkeit des Körpers gegenüber Insulin. Pioglitazon
und Rosiglitazon sind zwei Beispiele.

Basierend auf Ihren individuellen Anforderungen wählt Ihr
Arzt das beste Rezept aus und berücksichtigt dabei Ihren

Lebensstil, Ihren Blutzuckerspiegel und alle anderen medizinischen Probleme, die Sie möglicherweise haben.

Insulintherapie

Während Typ-2-Diabetes häufig mit oralen Medikamenten und Änderungen des Lebensstils behandelt wird, benötigen manche Personen möglicherweise eine Insulintherapie, um eine optimale Blutzuckerkontrolle zu erreichen. Insulin ist ein Hormon, das dem Körper hilft, Glukose zur Energiegewinnung zu nutzen. Bei Typ-2-Diabetes produziert der Körper möglicherweise nicht genügend Insulin oder ist resistent gegen seine Wirkung.

Es gibt verschiedene Arten von Insulin, die danach kategorisiert werden, wie schnell sie zu wirken beginnen und wie lange ihre Wirkung anhält. Dazu gehören:

Schnell wirkendes Insulin: Beginnt innerhalb von 15 Minuten zu wirken und hält etwa 3 bis 5 Stunden an. Es wird normalerweise vor den Mahlzeiten eingenommen.

Kurzwirksames Insulin: Es dauert etwa 30 Minuten, bis die Wirkung einsetzt, und hält 5 bis 8 Stunden an. Es wird auch vor den Mahlzeiten eingenommen.

Mittelwirksames Insulin: Der Wirkungsbeginn dauert 1 bis 2 Stunden und die Wirkung dauert 12 bis 18 Stunden. Es wird häufig in Kombination mit kurz- oder schnell wirkendem Insulin eingesetzt.

Langwirksames Insulin sorgt für einen konstanten Insulinspiegel für bis zu 24 Stunden und wird normalerweise ein- oder zweimal täglich eingenommen.

Insulin kann mit einer Spritze, einem Insulinpen oder einer Insulinpumpe verabreicht werden. Wie viel, wann und wie Insulin anzuwenden ist, wird Ihnen Ihr Arzt mitteilen. Es ist wichtig, ihre Anweisungen genau zu befolgen, um Komplikationen wie Hypoglykämie (niedriger Blutzucker) zu vermeiden.

Kombinationstherapie

In einigen Fällen kann eine Kombination aus oralen Medikamenten und Insulin erforderlich sein, um eine optimale Blutzuckerkontrolle zu erreichen. Die Kombinationstherapie kann auf Ihre spezifischen Bedürfnisse zugeschnitten werden und Ihr Arzt wird mit Ihnen zusammenarbeiten, um den effektivsten Behandlungsplan zu entwickeln.

Umgang mit Nebenwirkungen von Medikamenten

Wie alle Medikamente können Diabetes-Medikamente Nebenwirkungen haben. Häufige Nebenwirkungen sind Magen-Darm-Probleme wie Übelkeit, Durchfall und Magenschmerzen, insbesondere bei Metformin. Sulfonylharnstoffe können einen niedrigen Blutzuckerspiegel (Hypoglykämie) verursachen, während SGLT2-Hemmer das Risiko von Harnwegsinfektionen erhöhen können.

Wenn bei Ihnen Nebenwirkungen auftreten, ist es wichtig, Ihren Arzt zu benachrichtigen, damit dieser Ihren Behandlungsplan anpassen kann, um die Schwere dieser Nebenwirkungen zu verringern. Brechen Sie niemals die

Einnahme Ihrer Medikamente ab, ohne Ihren Arzt zu konsultieren, da dies zu einem unkontrollierten Blutzuckerspiegel führen und das Risiko von Komplikationen erhöhen könnte.

5.4 Hypoglykämie und Hyperglykämie verstehen

Hypoglykämie (niedriger Blutzucker)

Hypoglykämie tritt auf, wenn der Blutzuckerspiegel unter den Normalwert fällt, oft unter 70 mg/dl. Dies kann passieren, wenn Sie zu viel Insulin einnehmen, eine Mahlzeit auslassen oder sich intensiv körperlich betätigen, ohne Ihre Nahrungsaufnahme oder Medikamente anzupassen. Zu den Symptomen einer Hypoglykämie können gehören:

Zittern oder Zittern; Schwitzen
Benommenheit oder Schwindel; Verwirrung oder Konzentrationsschwierigkeiten; Hunger; Reizbarkeit; Schwäche oder Erschöpfung; verschwommenes Sehvermögen

Auch wenn sie schwerwiegend ist, kann eine Hypoglykämie zu Krämpfen, Bewusstlosigkeit oder möglicherweise einem Koma führen. Es ist wichtig, die Symptome einer Hypoglykämie frühzeitig zu erkennen und umgehend Maßnahmen zur Erhöhung des Blutzuckerspiegels zu ergreifen. Dies kann durch die Einnahme schnell wirkender Kohlenhydrate wie Glukosetabletten, Fruchtsäfte oder normale Limonade erreicht werden.

Wenn bei Ihnen häufig Hypoglykämie-Episoden auftreten, ist es wichtig, dies mit Ihrem Arzt zu besprechen. Sie können Ihnen dabei helfen, Ihren Behandlungsplan anzupassen, um das Risiko eines niedrigen Blutzuckerspiegels zu verringern.

Hyperglykämie (hoher Blutzucker)

Hyperglykämie tritt auf, wenn der Blutzuckerspiegel zu hoch ist, typischerweise über 180 mg/dl. Dies kann passieren, wenn Sie zu viel essen, zu wenig Insulin oder Medikamente einnehmen, krank sind oder unter Stress stehen. Zu den Symptomen einer Hyperglykämie können gehören:

Erhöhter Durst, häufiges Wasserlassen, Erschöpfung, Kopfschmerzen, verschwommenes Sehen und Konzentrationsschwierigkeiten

Eine unbehandelte Hyperglykämie kann zu lebensbedrohlichen Komplikationen führen, einschließlich diabetischer Ketoazidose (DKA), die dadurch gekennzeichnet ist, dass der Körper Fett zur Energiegewinnung verbrennt und eine Ansammlung von Säuren im Blut, sogenannten Ketonen, erzeugt.

Die häufige Überwachung Ihres Blutzuckerspiegels, die bestimmungsgemäße Einnahme Ihrer Medikamente und die Einhaltung Ihres Ernährungsplans sind wichtige Aspekte bei der Behandlung von Hyperglykämie. Es ist wichtig, dass Sie Ihrem Arzt mitteilen, ob Ihr Blutzuckerspiegel dauerhaft hoch ist, da er möglicherweise Ihre Behandlungsstrategie ändern muss.

5.5 Psychologische Auswirkungen des Lebens mit Diabetes

Emotionale Herausforderungen: Das Leben mit Typ-2-Diabetes kann sich negativ auf Ihr geistiges Wohlbefinden auswirken. Die ständige Notwendigkeit, den Blutzuckerspiegel zu kontrollieren, die Ernährung zu kontrollieren und Medikamente einzunehmen, kann belastend sein. Angst, Verzweiflung und Gereiztheit sind häufige Gefühle bei Diabetikern. Es ist sehr ungewöhnlich, ein Gefühl des Verlustes oder der Traurigkeit über die zur Behandlung der Krankheit notwendigen Änderungen des Lebensstils zu verspüren.

Es ist wichtig, diese Emotionen zu erkennen und um Hilfe zu bitten, wenn Sie sie brauchen. Das Gespräch mit einem Berater oder Therapeuten, der sich auf chronische Krankheiten konzentriert, kann Ihnen dabei helfen, Ihre emotionale Belastbarkeit zu stärken und Bewältigungsmechanismen zu entwickeln. Selbsthilfegruppen vermitteln nicht nur ein Gefühl der Zugehörigkeit und des Verständnisses, sondern erleichtern auch den Kontakt zu Gleichgesinnten.

Diabetes-Erschöpfung: Die emotionale Müdigkeit, die sich aus den anhaltenden Herausforderungen bei der Kontrolle von Diabetes ergeben kann, wird als „Diabetes-Burnout"

bezeichnet. Burnout kann sich dadurch äußern, dass man nicht
auf seinen Blutzuckerspiegel achtet, seine Medikamente nicht
wie verordnet einnimmt oder seine Diät nicht einhält. Es ist
wichtig, sich Hilfe zu holen, wenn Sie sich ausgebrannt
fühlen. Gemeinsam mit Ihrem Arzt können Sie Strategien
entwickeln, um den Stress bei der Behandlung Ihres Diabetes
zu verringern und Ihre allgemeine Lebensqualität zu
verbessern.

Die Bedeutung der Selbstbeobachtung: Wenn Sie an
Typ-2-Diabetes leiden, ist es wichtig, sich an
Selbstmitgefühlsübungen zu beteiligen. Es ist leicht, wütend
zu werden oder sich selbst die Verantwortung für
Veränderungen des Blutzuckerspiegels oder für „Versagen"
bei der Kontrolle der Krankheit zuzuschieben. Es ist jedoch
wichtig zu bedenken, dass die Behandlung von Diabetes ein
schwieriger und kontinuierlicher Prozess ist und das Erreichen
von Perfektion nicht das Ziel ist.

Ihre geistige Gesundheit kann erheblich verbessert werden,
wenn Sie freundlich zu sich selbst sind, vernünftige
Erwartungen haben und Ihre kleinen Erfolge anerkennen und
wertschätzen. Denken Sie daran, dass Sie diese Reise nicht
alleine bewältigen müssen und es in Ordnung ist, Hilfe in
Anspruch zu nehmen.

Eine optimistische Einstellung entwickeln: Wenn Sie eine
positive Einstellung pflegen, können Sie die
Diabetes-Behandlung eher mit einem Gefühl der Stärke als
mit einer Niederlage angehen. Möglicherweise haben Sie das
Gefühl, Ihre Gesundheit besser unter Kontrolle zu haben,

wenn Sie sich auf die Bereiche konzentrieren, die Sie verwalten können, wie z. B. Ihre Ernährung, Ihr Trainingsprogramm und verschreibungspflichtige Medikamente. Auch die Festlegung erreichbarer Ziele, wie z. B. die Senkung Ihres A1C-Werts oder die Steigerung der körperlichen Betätigung im Alltag, kann Sie motivieren.

Es ist wichtig zu verstehen, dass die Erhaltung von Typ-2-Diabetes eher eine Reise als ein Sprint ist. Auf dem Weg wird es Höhen und Tiefen geben, aber Sie können die Schwierigkeiten überwinden und ein glückliches, erfülltes Leben mit Diabetes führen, wenn Sie eine positive Einstellung einnehmen und um Hilfe bitten, wenn Sie sie brauchen.

Der Wert einer ausgewogenen Ernährung

6.1 Diabetiker-Management-Stiftung

Eine wirksame Behandlung von Typ-2-Diabetes basiert auf einer ausgewogenen Ernährung. Eine bewusste Ernährungsauswahl ist von entscheidender Bedeutung, da Ihre Ernährung einen direkten Einfluss auf Ihren Blutzuckerspiegel hat. Eine ausgewogene Ernährung trägt nicht nur dazu bei, den Blutzuckerspiegel zu stabilisieren, ein gesundes Gewicht zu halten und Komplikationen im Zusammenhang mit Diabetes vorzubeugen, sondern versorgt Ihren Körper auch mit den Nährstoffen, die er für eine optimale Funktion benötigt.

Zu einer ausgewogenen Ernährung von Menschen mit Typ-2-Diabetes gehört eine abwechslungsreiche Ernährung, die lebenswichtige Nährstoffe wie Vitamine, Mineralien,

Ballaststoffe, Proteine und gesunde Fette liefert. Diese Vielfalt stellt sicher, dass Ihr Körper das bekommt, was er braucht, und macht das Essen gleichzeitig angenehmer, sodass Sie Ihre Diät auf lange Sicht leichter einhalten können.

Bestandteile einer ausgewogenen Ernährung
Zu einer ausgewogenen Ernährung gehören folgende Lebensmittelgruppen:

Blattgemüse, Brokkoli, Blumenkohl, Paprika, Tomaten und anderes nicht stärkehaltiges Gemüse sollten die Hälfte Ihres Tellers ausmachen. Diese haben einen geringen Kalorien- und Kohlenhydratgehalt, aber einen hohen Ballaststoff-, Vitamin- und Mineralstoffgehalt, der dabei hilft, den Blutzuckerspiegel zu kontrollieren und für ein Sättigungsgefühl zu sorgen.
Früchte: Obwohl sie von Natur aus Zucker enthalten, bieten Früchte auch wichtige Nährstoffe wie Antioxidantien, Ballaststoffe und Vitamine. Wählen Sie ganze Früchte gegenüber verarbeiteten Früchten wie Birnen, Äpfeln und Beeren, da diese einen niedrigeren glykämischen Index haben und weniger dazu neigen, den Blutzuckerspiegel in die Höhe zu treiben. Da Mäßigung unerlässlich ist, achten Sie auf die Portionsgrößen.

Um den Blutzuckerspiegel zu kontrollieren, entscheiden Sie sich lieber für Vollkorn als für raffiniertes Getreide. Ballaststoffreiche Vollkornprodukte wie brauner Reis, Quinoa, Hafer und Vollkornbrot verlangsamen die Verdauung und Aufnahme von Kohlenhydraten und verhindern so einen plötzlichen Anstieg des Blutzuckerspiegels.

Magere Proteine wie Truthahn, Huhn, Fisch, Tofu, Bohnen und Linsen können dazu beitragen, dass Sie sich länger satt fühlen und Ihren Blutzuckerspiegel stabil halten. Protein ist für den Aufbau und die Reparatur von Gewebe unerlässlich und hat kaum Einfluss auf den Blutzucker.

Gesunde Fette: Eine Vielzahl von Lebensmitteln, darunter Avocados, Nüsse, Samen, Olivenöl und fetthaltige Meeresfrüchte wie Lachs, sind gute Fettquellen. Diese Fette haben das Potenzial, Entzündungen zu lindern, die Herzgesundheit zu fördern und lang anhaltende Energie bereitzustellen, ohne den Blutzuckerspiegel zu erhöhen.

Milchprodukte wie Joghurt, Milch und Käse können in eine ausgewogene Ernährung aufgenommen werden, sofern sie wenig Fett enthalten oder kein Fett enthalten. Wählen Sie angereicherte Milchersatzprodukte wie Sojajoghurt oder Mandelmilch, wenn Sie laktoseintolerant sind oder sich lieber pflanzlich ernähren möchten.

Portionskontrolle: Ein wesentlicher Bestandteil der Kontrolle von Typ-2-Diabetes ist die Portionskontrolle. Selbst der Verzehr großer Mengen gesunder Mahlzeiten kann zu einem Anstieg des Blutzuckers führen. Eine effektive Portionskontrolle kann durch den Einsatz von Instrumenten wie Lebensmittelwaagen, Messbechern oder visuellen Hilfsmitteln wie dem Vergleich von Portionsgrößen mit typischen Objekten erreicht werden.

Befolgen Sie einfach die „Teller-Methode", um sicherzustellen, dass Ihre Mahlzeiten ausgewogen sind. Legen

Sie auf die Hälfte Ihres Tellers nicht stärkehaltiges Gemüse, auf das andere Viertel mageres Eiweiß und auf das restliche Viertel Vollkornprodukte oder stärkehaltiges Gemüse. Sie können eine ausgewogene Mahlzeit zu sich nehmen, die Ihnen hilft, Ihren Blutzuckerspiegel zu kontrollieren, indem Sie als Beilage eine Portion Obst oder Milchprodukte hinzufügen.

6.2 Verwendung des glykämischen Index zur Zählung von Kohlenhydraten

Kennen Sie Ihre Kohlenhydrate: Obwohl Kohlenhydrate die Hauptenergiequelle des Körpers sind, haben sie auch den größten Einfluss auf den Blutzuckerspiegel. Ihr Körper wandelt Kohlenhydrate beim Verzehr in Glukose um, die in den Blutkreislauf gelangt und den Blutzuckerspiegel erhöht. Für Menschen mit Typ-2-Diabetes bedeutet dies, dass die Kontrolle ihrer Kohlenhydrataufnahme unerlässlich ist.

Brot, Nudeln, Reis, Müsli, Obst, Gemüse, Milchprodukte und Süßigkeiten sind nur einige der Lebensmittel, die Kohlenhydrate enthalten. Zucker, Stärke und Ballaststoffe sind die drei Hauptkategorien, in die sie fallen. Ballaststoffe senken den Blutzuckerspiegel, während Zucker und Stärke dies tun. Tatsächlich können Ballaststoffe zur Stabilisierung des Blutzuckers beitragen, indem sie die Glukoseaufnahme verzögern.

Kohlenhydratquantifizierung: Eine nützliche Technik zur Kontrolle des Blutzuckerspiegels ist das Kohlenhydratzählen.

Sie führen eine Aufzeichnung der Gramm Kohlenhydrate, die Sie zu jeder Mahlzeit und jedem Snack zu sich nehmen. Diese Technik hilft Ihnen dabei, den ganzen Tag über eine gleichmäßige Kohlenhydrataufnahme aufrechtzuerhalten und vorherzusagen, wie Ihr Blutzucker auf verschiedene Lebensmittel reagieren wird.

Um mit der Kohlenhydratzählung zu beginnen, gehen Sie wie folgt vor:

1. Erfahren Sie, welche Lebensmittel Kohlenhydrate enthalten und wie viel davon Sie täglich essen sollten, indem Sie „Lernen Sie die Grundlagen" lesen. Ein kleiner Apfel enthält etwa 20 Gramm Kohlenhydrate, verglichen mit den typischen 15 Gramm, die in einer Scheibe Brot enthalten sind.

2. **Legen Sie Ihre Kohlenhydratziele fest:** Basierend auf Ihren individuellen Anforderungen, Ihrem Aktivitätsgrad und Ihrem Behandlungsplan arbeiten Sie mit Ihrem Arzt oder einem zertifizierten Ernährungsberater zusammen, um Ihr tägliches Kohlenhydratziel festzulegen. Ihre Mahlzeiten und Snacks werden jeweils für dieses Ziel berücksichtigt.

3. **Überprüfen Sie die Nährwertkennzeichnung:** Nährwertkennzeichnungen geben wichtige Informationen über den Kohlenhydratgehalt verpackter Waren. Beachten Sie die Spalte „Gesamtkohlenhydrate", die Ballaststoffe, Zucker und Stärke umfasst. Die „Netto-Kohlenhydrate", also die Kohlenhydrate, die einen Einfluss auf den Blutzucker haben, erhält man, indem man von der Gesamtkohlenhydratmenge den Ballaststoffgehalt abzieht.

4. **Verwenden Sie Apps und Tools:** Mit zahlreichen Apps und Webressourcen können Sie mithilfe zahlreicher Apps und Webressourcen Ihre Kohlenhydrataufnahme im Auge behalten. Diese Programme umfassen häufig Datenbanken mit Lebensmitteln und deren Kohlenhydratgehalt, was es einfacher macht, den Überblick über Ihre Mahlzeiten zu behalten und Ihre Kohlenhydratziele einzuhalten.

Klassenstufenindex: Die Blutzuckeranstiegsrate eines kohlenhydrathaltigen Lebensmittels wird mit reiner Glukose verglichen, die einen GI von 100 hat, und zwar mithilfe eines Rankingsystems, das als glykämischer Index (GI) bezeichnet wird. Der Blutzucker steigt bei Nahrungsmitteln mit einem niedrigen GI (55 oder niedriger) langsamer und allmählicher an als bei Mahlzeiten mit einem hohen GI (70 oder höher).

Wenn Sie Lebensmittel mit niedrigem GI in Ihre Ernährung aufnehmen, können Sie Ihren Blutzuckerspiegel besser kontrollieren. Beispiele für Lebensmittel mit niedrigem GI sind:

Vollkornprodukte wie Hafer, Quinoa und Gerste
Beispiele für Hülsenfrüchte sind Kichererbsen, schwarze Bohnen und Linsen.
Brokkoli, Blumenkohl und anderes nicht stärkehaltiges Gemüse
Alle Früchte wie Beeren, Birnen und Äpfel

Kombinieren von Lebensmitteln zur Verbesserung der Blutzuckerregulierung

Die Blutzuckerreaktion kann durch die Kombination von Nahrungsmitteln mit unterschiedlichen GI-Werten reguliert werden, beispielsweise Nahrungsmittel mit hohem GI und Nahrungsmittel mit niedrigem GI oder Kohlenhydrate, Eiweiß und Fett. Um beispielsweise die Aufnahme von Kohlenhydraten zu verlangsamen und Blutzuckerspitzen zu vermeiden, fügen Sie einer Mahlzeit, die Reis enthält, eine Proteinquelle wie Hühnchen oder Bohnen hinzu.

6.3: Organisieren Sie Ihre Mahlzeiten, um den Blutzuckerspiegel aufrechtzuerhalten

Der Wert einer regelmäßigen Essenszeit

Regelmäßiges Essen über den Tag verteilt trägt dazu bei, den Blutzuckerspiegel stabil zu halten. Das Auslassen von Mahlzeiten oder das seltene Essen großer Mahlzeiten kann zu Blutzuckerschwankungen führen, deren Beherrschung schwierig sein kann. Idealerweise sollten Sie versuchen, drei ausgewogene Mahlzeiten am Tag zu sich zu nehmen, bei Bedarf mit gesunden Snacks dazwischen.

Ein konsistenter Zeitpunkt der Mahlzeiten trägt zur Regulierung des Insulinspiegels bei und stellt sicher, dass Ihr Körper ständig mit Glukose zur Energiegewinnung versorgt wird. Wenn Sie Insulin oder andere Diabetesmedikamente einnehmen, kann die Einnahme von Mahlzeiten jeden Tag zur gleichen Zeit dazu beitragen, einen niedrigen

Blutzuckerspiegel (Hypoglykämie) oder einen hohen Blutzuckerspiegel (Hyperglykämie) zu verhindern.

Erstellen eines diabetesfreundlichen Ernährungsplans
Ein gut strukturierter Ernährungsplan für Typ-2-Diabetes konzentriert sich auf nährstoffreiche Lebensmittel, Portionskontrolle und Ausgewogenheit. So erstellen Sie eines:

1. **Planen Sie im Voraus:** Wenn Sie Mahlzeiten im Voraus zubereiten, können Sie bessere Entscheidungen treffen und der Versuchung weniger nahrhafter Alternativen entgehen. Batch-Kochen, Essenszubereitung und das Erstellen einer Einkaufsliste können den Prozess rationalisieren und garantieren, dass Sie nahrhafte Mahlzeiten zum Mitnehmen haben.

2. **Balancieren Sie Ihren Teller:** Wie bereits erwähnt, ist die Tellermethode eine einfache Möglichkeit, ausgewogene Mahlzeiten zuzubereiten. Integrieren Sie in jede Mahlzeit verschiedene Gemüsesorten, mageres Eiweiß, Vollkornprodukte und gesunde Fette.

3. **Fügen Sie Snacks mit Bedacht hinzu:** Gesunde Snacks können dazu beitragen, den Blutzuckerabfall zwischen den Mahlzeiten zu reduzieren. Wählen Sie Snacks, die Eiweiß, Ballaststoffe und gesunde Fette enthalten, wie zum Beispiel eine kleine Handvoll Nüsse, ein Stück Obst mit einem Klecks Nussbutter oder Joghurt mit einer Prise Samen.

4. **Achten Sie auf Ihre Portionen:** Verwenden Sie Hilfsmittel zur Portionskontrolle wie Messbecher oder visuelle

Hilfsmittel, um Ihre Portionen unter Kontrolle zu halten. Beispielsweise ist eine halbe Tasse oder etwa die Größe eines Tennisballs die Standardportionsgröße für gekochte Nudeln.

5. **Bleiben Sie hydriert:** Ausreichend Wasser zu trinken ist entscheidend für die Aufrechterhaltung einer guten Gesundheit und die Kontrolle des Blutzuckerspiegels. Wählen Sie Wasser oder andere kalorienfreie Getränke gegenüber zuckerhaltigen Getränken und versuchen Sie, jeden Tag mindestens acht Gläser Wasser zu trinken.

Flexible Essensplanung: Flexibilität ist bei der Behandlung von Typ-2-Diabetes ebenso wichtig wie Struktur. Das Leben ist unvorhersehbar und es wird Zeiten geben, in denen Sie auswärts essen, an gesellschaftlichen Veranstaltungen teilnehmen oder mit unerwarteten Veränderungen in Ihrer Routine konfrontiert sind. Das Ziel besteht darin, in diesen Situationen die bestmöglichen Entscheidungen zu treffen und sich nicht über gelegentliche Abweichungen von Ihrem Ernährungsplan Gedanken zu machen.

Wenn Sie auswärts essen, suchen Sie nach Menüoptionen, die Ihren Ernährungsregeln entsprechen, wie zum Beispiel gegrilltes Fleisch, gedünstetes Gemüse und Salate mit Dressing als Beilage. Zögern Sie nicht, Änderungen entsprechend Ihren Vorlieben anzufordern, z. B. die Pommes Frites durch einen Beilagensalat zu ersetzen oder nach Soßen als Beilage zu fragen.

6.4 Die Rolle von Ballaststoffen, Proteinen und Fetten

Ballaststoffe: Der Blutzuckerstabilisator
Ballaststoffe sind Kohlenhydrate, die der Körper nicht verdauen kann, was bedeutet, dass sie den Blutzuckerspiegel nicht erhöhen. Stattdessen tragen Ballaststoffe dazu bei, die Zuckeraufnahme zu verlangsamen und die Blutzuckerkontrolle zu verbessern. Es gibt zwei Arten von Ballaststoffen: lösliche und unlösliche.

Lösliche Ballaststoffe: Löst sich in Wasser auf und bildet im Verdauungstrakt eine gelartige Substanz. Diese besondere Art von Ballaststoffen senkt Cholesterin und Blutzucker. Gute Quellen sind Hafer, Gerste, Hülsenfrüchte, Äpfel und Zitrusfrüchte.

Unlösliche Ballaststoffe: Löst sich nicht in Wasser auf und verleiht dem Stuhl mehr Volumen, wodurch ein regelmäßiger Stuhlgang gefördert wird. Außerdem sorgt es für ein Sättigungsgefühl, was bei der Gewichtskontrolle hilfreich sein kann. Quellen für unlösliche Ballaststoffe sind Vollkornprodukte, Nüsse, Samen und Gemüse wie Karotten, Gurken und Tomaten.

Die Aufnahme ballaststoffreicher Lebensmittel in Ihre Ernährung kann Ihnen helfen, einen stabilen Blutzuckerspiegel aufrechtzuerhalten, die Verdauung zu verbessern und die Herzgesundheit zu unterstützen. Versuchen Sie, mindestens 25–30 Gramm Ballaststoffe pro Tag zu sich zu nehmen und erhöhen Sie die Aufnahme schrittweise, um Verdauungsbeschwerden zu vermeiden.

Protein: Der Sättigungsverstärker

Protein spielt eine entscheidende Rolle bei der Behandlung von Diabetes, da es dabei hilft, den Blutzuckerspiegel zu regulieren und dafür zu sorgen, dass Sie sich zwischen den Mahlzeiten satt fühlen. Protein ist ein wichtiger Bestandteil einer ausgewogenen Ernährung, da es im Gegensatz zu Kohlenhydraten kaum Einfluss auf den Blutzuckerspiegel hat.

Zu den Quellen für mageres Protein gehören:

Geflügel (Huhn, Truthahn)
Fisch (Thunfisch, Kabeljau und Lachs)
- Eier
Fettarme Milchprodukte (griechischer Joghurt, Hüttenkäse)
Pflanzliche Proteine (Tofu, Tempeh, Hülsenfrüchte, Nüsse, Samen)

Die Einbeziehung von Protein in jede Mahlzeit und jeden Snack kann dazu beitragen, den Blutzuckerspiegel zu stabilisieren und die Wahrscheinlichkeit einer übermäßigen Ernährung zu verringern. Wenn Sie beispielsweise einen Apfel mit einer Handvoll Mandeln kombinieren oder gegrilltes Hähnchen zu einem Salat hinzufügen, bleiben Sie zufrieden und vermeiden Blutzuckerspitzen.

Gesunde Fette: Die Herzschützer

Gesunde Fette sind ein wesentlicher Bestandteil einer diabetesfreundlichen Ernährung. Sie liefern essentielle

Fettsäuren, unterstützen die Zellfunktion und helfen dem Körper, fettlösliche Vitamine (A, D, E und K) aufzunehmen. Gesunde Fette können auch die Insulinsensitivität verbessern und Entzündungen reduzieren, was beides wichtig für die Behandlung von Typ-2-Diabetes ist.

Zu den Quellen für gesunde Fette gehören:
Einfach ungesättigte Fette: Kommt in Olivenöl, Avocados und Nüssen vor. Diese Fette können dazu beitragen, unerwünschtes Cholesterin (LDL) zu senken und nützliches Cholesterin (HDL) zu erhöhen.

Mehrfach ungesättigte Fette: Kommt in fettem Fisch (Lachs, Makrele und Sardinen), Walnüssen, Leinsamen und Chiasamen vor. Diese Fette enthalten Omega-3- und Omega-6-Fettsäuren, die die Herzgesundheit verbessern und Entzündungen vorbeugen.

Omega-3-Fettsäuren: Omega-3-Fettsäuren, eine bestimmte Art mehrfach ungesättigter Fettsäuren, sind besonders vorteilhaft für Menschen mit Typ-2-Diabetes. Sie tragen dazu bei, das Risiko einer Herzerkrankung zu verringern, die eine häufige Komplikation von Diabetes ist. Zu den Quellen gehören fetter Fisch, Leinsamen, Chiasamen und Walnüsse.

Wenn Sie gesunde Fette in Ihre Mahlzeiten integrieren, können Sie sich satt fühlen und langanhaltende Energie liefern. Beträufeln Sie beispielsweise Ihren Salat mit Olivenöl, fügen Sie Avocado zu Ihrem Sandwich hinzu oder naschen Sie eine Handvoll Nüsse.

6.5 Umgang mit Heißhunger auf Zucker und emotionalem Essen

Heißhunger auf Zucker verstehen

Für Menschen mit Typ-2-Diabetes kann es sehr schwierig sein, ihr Verlangen nach Zucker zu kontrollieren. Biologische, psychologische und Umweltvariablen wirken oft zusammen, um diesen Drang zu befeuern. Wenn Sie Zucker konsumieren, schüttet Ihr Gehirn Dopamin aus, einen Neurotransmitter, der mit Vergnügen und Belohnung verbunden ist. Dadurch kann ein Kreislauf entstehen, in dem Sie mehr Zucker verlangen, um das gleiche angenehme Gefühl zu erreichen.

Allerdings ist die Kontrolle des Verlangens nach Zucker von entscheidender Bedeutung, um den Blutzuckerspiegel aufrechtzuerhalten und Probleme zu vermeiden. Das Verständnis der zugrunde liegenden Ursachen dieses Verlangens kann Ihnen dabei helfen, Strategien zu entwickeln, um es zu reduzieren.

Strategien zur Bewältigung des Verlangens nach Zucker

1. **Ernähren Sie sich ausgewogen:** Wenn Sie darauf achten, dass Ihre Mahlzeiten ein ausgewogenes Verhältnis von Proteinen, Ballaststoffen und gesunden Fetten enthalten, können Sie Ihren Blutzuckerspiegel stabilisieren und Heißhungerattacken reduzieren. Wenn Ihr Körper gut ernährt ist, ist die Wahrscheinlichkeit geringer, dass Sie ein starkes

Verlangen nach Zucker verspüren.

2. Bleiben Sie hydriert: Manchmal wird Durst mit Hunger oder Heißhunger verwechselt. Wenn Sie den ganzen Tag über ausreichend Wasser trinken, kann dies dazu beitragen, eine Dehydrierung zu vermeiden und das Risiko von Heißhungerattacken auf Zucker zu verringern.

3. Wählen Sie natürliche Süßstoffe: Wenn Sie Lust auf etwas Süßes haben, entscheiden Sie sich für natürliche Süßstoffe wie Stevia oder Mönchsfrüchte, die den Blutzuckerspiegel nicht erhöhen. Sie können Ihre Naschkatzen auch mit natürlich süßen Lebensmitteln wie Obst stillen, die Ballaststoffe und essentielle Nährstoffe enthalten.

4. Essen Sie mit Achtsamkeit: Achtsames Essen kann den Genuss Ihres Essens steigern und Ihnen helfen, sich mit kleineren Portionen zufrieden zu fühlen. Es hilft Ihnen auch, auf Ihre Hungersignale zu achten. Zu erkennen, wann Sie aus Stress oder Langeweile essen und nicht aus echtem Hunger, ist ein weiterer Vorteil des achtsamen Essens.

5. Halten Sie nahrhafte Snacks bereit: Nahrhafte, leicht zugängliche Snacks mit wenig Zucker können Ihnen dabei helfen, der Versuchung zuckerhaltiger Lebensmittel zu entgehen. Einige Optionen umfassen eine Handvoll Nüsse, ein Stück Obst mit Nussbutter oder eine kleine Portion griechischen Joghurt mit Beeren.

6. Schlafen Sie ausreichend: Schlafmangel kann das Verlangen nach zuckerhaltigen Lebensmitteln steigern, da Ihr

Körper nach unmittelbaren Energiequellen sucht. Streben Sie 7–9 Stunden Schlaf pro Nacht an, um Ihre allgemeine Gesundheit zu unterstützen und das Verlangen nach Zucker zu reduzieren.

Emotionales Essen und seine Auslöser

Emotionales Essen entsteht, wenn Sie die Nahrung dazu verwenden, mit Emotionen umzugehen und nicht, um Ihren Hunger zu stillen. Emotionales Essen beinhaltet häufig den Verzehr von Lebensmitteln mit hohem Zucker- oder Fettgehalt, die zu Blutzuckerspitzen führen können. Daher kann dies für Menschen mit Typ-2-Diabetes besonders schwierig sein.

Häufige Auslöser für emotionales Essen sind Stress, Langeweile, Einsamkeit und Angst. Das Erkennen dieser Auslöser ist der erste Schritt, um den Kreislauf des emotionalen Essens zu durchbrechen.

Strategien zum Umgang mit emotionalem Essen

1. **Finden Sie Ihre Auslöser:** Führen Sie ein Tagebuch, um Ihre Gefühle und Essgewohnheiten zu überwachen. Damit können Sie bestimmte Umstände oder Emotionen lokalisieren, die emotionales Essen auslösen.

2. **Probieren Sie gesunde Alternativen:** Versuchen Sie es mit alternativen Methoden, um mit Ihren Emotionen umzugehen, anstatt sich Trost durch Essen zu holen. Dies kann bedeuten, dass Sie spazieren gehen, Atemübungen machen, einen Freund anrufen oder sich einem lustigen Hobby widmen.

3. **Fühlen Sie sich in sich selbst hinein:** Gönnen Sie sich etwas Gutes, wenn Sie einen Fehler machen und anfangen, emotional zu essen. Es ist wichtig zu verstehen, dass die Behandlung von Diabetes eine Reise ist und dass zwangsläufig Hindernisse auftauchen. Konzentrieren Sie sich darauf, aus der Veranstaltung zu lernen und in Zukunft bessere Entscheidungen zu treffen.

4. **Unterstützung suchen:** Wenn emotionales Essen ein wiederkehrendes Problem darstellt, sollten Sie mit einem Therapeuten oder Berater sprechen, der auf Essstörungen oder chronische Krankheiten spezialisiert ist. Sie können Ihnen dabei helfen, die zugrunde liegenden emotionalen Probleme anzugehen, die zu emotionalem Essen führen, und Bewältigungsmechanismen zu schaffen.

5. **Setzen Sie sich realistische Ziele:** Das Setzen kleiner, erreichbarer Ziele wird Ihnen helfen, Selbstvertrauen zu entwickeln und dauerhafte Veränderungen im Umgang mit Diabetes und emotionalem Essen herbeizuführen. Würdigen Sie Ihre Leistungen, egal wie gering sie sind, und streben Sie weiterhin nach einer positiveren Verbindung zum Essen.

Eine nahrhafte Verbindung mit Lebensmitteln entwickeln
Ein wichtiger Bestandteil bei der Behandlung von Typ-2-Diabetes ist die Pflege einer positiven Beziehung zur Ernährung. Dabei geht es darum, Nahrung als Nahrungsquelle und nicht als Schuldgefühl oder Anspannung zu betrachten. Ausgewogenheit zu finden, das Essen zu genießen und Entscheidungen zu treffen, die Ihr allgemeines Wohlbefinden

fördern, sind der Schlüssel.

Denken Sie daran, dass es gut ist, ab und zu etwas Leckeres zu sich zu nehmen, solange es in Ihren allgemeinen Speiseplan passt und nicht zu Blutzuckerspitzen beiträgt. Der Schlüssel liegt in Mäßigung und Aufmerksamkeit. Durch einen gesunden Umgang mit Lebensmitteln können Sie Ihren Diabetes in den Griff bekommen und ein sinnvolles Leben führen.

KÖRPERLICHE AKTIVITÄT UND ÜBUNG

Körperliche Aktivität und Bewegung sind wesentliche Bestandteile der Kontrolle von Typ-2-Diabetes. Regelmäßige körperliche Bewegung senkt das Risiko von Diabetes-bedingten Problemen, verbessert das allgemeine Wohlbefinden und hilft, den Blutzuckerspiegel zu regulieren. In diesem Teil werden die Vorteile von Bewegung, die Gestaltung eines erfolgreichen Fitnessprogramms, die vielen Trainingsformen und nützliche Ratschläge zur Aufrechterhaltung eines aktiven Lebensstils bei der Behandlung von Diabetes behandelt.

7.1 Vorteile konsequenter körperlicher Betätigung

Verbesserte Blutzuckerregulierung

Eine verbesserte Blutzuckerkontrolle ist einer der größten Vorteile regelmäßiger Bewegung für Menschen mit Typ-2-Diabetes. Sport erhöht die Insulinsensitivität, sodass Ihre Zellen Glukose beim Training effizienter nutzen können, da dadurch die Insulinsensitivität erhöht wird. Sport trägt zur Senkung des Blutzuckerspiegels bei, da Ihre Muskeln dadurch Glukose aus dem Kreislauf aufnehmen, ohne dass Insulin erforderlich ist.

Häufiges Training kann auch dazu beitragen, die Insulinresistenz zu senken, ein Problem, das viele Typ-2-Diabetiker haben. Bewegung kann bei der Blutzuckerkontrolle helfen, indem sie die Insulinsensitivität erhöht und den Bedarf an Medikamenten verringert.

Gewichtskontrolle

Typ-2-Diabetes muss durch die Aufrechterhaltung eines gesunden Gewichts behandelt werden, und die Gewichtskontrolle wird durch häufige Bewegung erheblich unterstützt. Sport fördert den Gewichtsverlust oder die Gewichtserhaltung, indem er den Stoffwechsel ankurbelt, Kalorien verbrennt und Muskelmasse aufbaut.

Selbst ein geringfügiger Gewichtsverlust von 5 bis 10 % des Körpergewichts kann große Auswirkungen auf die Insulinresistenz, die Blutzuckerregulierung und die

Wahrscheinlichkeit von Komplikationen durch Diabetes haben.

Gesundheit des Herzens

Herzinfarkte und Schlaganfälle gehören zu den Herz-Kreislauf-Erkrankungen, an denen Menschen mit Typ-2-Diabetes häufiger leiden. Regelmäßige Bewegung senkt den Blutdruck, erhöht das nützliche Cholesterin (HDL) und senkt das negative Cholesterin (LDL). Diese Effekte tragen alle zu einer verbesserten Herz-Kreislauf-Gesundheit bei.

Sport verringert auch das Risiko einer Arteriosklerose, also der Ansammlung von Fettablagerungen in den Arterien; stärkt das Herz; und verbessert die Durchblutung. Regelmäßige körperliche Bewegung kann das Risiko von Herz-Kreislauf-Problemen bei Patienten mit Typ-2-Diabetes erheblich senken, indem sie die Herzgesundheit verbessert.

Emotionale und psychische Gesundheit

Bewegung wirkt sich neben der körperlichen Gesundheit auch positiv auf die geistige und emotionale Gesundheit aus. Die natürlichen Stimmungsaufheller des Körpers, Endorphine, werden bei körperlicher Betätigung freigesetzt und können dabei helfen, Stress, Ängste und Verzweiflung abzubauen.

Die Behandlung der psychischen Auswirkungen von Typ-2-Diabetes ist für die Patienten ebenso wichtig wie die Behandlung der körperlichen Symptome. Regelmäßige sportliche Betätigung kann das Glücksgefühl steigern, das Selbstwertgefühl steigern und einem das Gefühl geben, etwas erreicht zu haben – alles Faktoren, die zu einem höheren Lebensstandard führen.

Erhöhte Anpassungsfähigkeit und Mobilität
Die Aufrechterhaltung von Flexibilität und Mobilität im Alter ist von entscheidender Bedeutung, insbesondere für Menschen mit Typ-2-Diabetes, die möglicherweise anfälliger für Gelenkprobleme oder eingeschränkte Mobilität sind. Häufiges Training erhöht die Muskelkraft, das Gleichgewicht und die Gelenkflexibilität, was zu einer erhöhten Mobilität und einem geringeren Sturzrisiko führt.

Die Aufrechterhaltung eines aktiven Lebensstils und die Teilnahme an alltäglichen Aktivitäten werden durch eine erhöhte Mobilität und Flexibilität erleichtert, die beide für die langfristige Behandlung von Diabetes unerlässlich sind.

Verringertes Problempotenzial
Häufiges Training kann dazu beitragen, das Risiko einer Nierenerkrankung, einer Retinopathie (Augenschädigung), einer Neuropathie (Nervenschädigung) und anderen Problemen im Zusammenhang mit Typ-2-Diabetes zu verringern. Sport fördert die Durchblutung, unterstützt die allgemeine Organfunktion und verringert das Risiko von Nerven- und Gewebeschäden.

Bewegung ist für die Langzeitbehandlung von Typ-2-Diabetes unerlässlich, da sie das Risiko von Komplikationen senkt und den Betroffenen ein besseres, sinnvolleres Leben ermöglicht.

7.2 Formulierung eines Übungsprogramms zur Behandlung von Diabetes

Vernünftige Ziele setzen

Bevor Sie mit einem Trainingsprogramm beginnen, ist es wichtig, vernünftige Ziele festzulegen, die auf Ihrem aktuellen Fitnessniveau, Ihrer Krankengeschichte und Ihren persönlichen Vorlieben basieren. Entscheiden Sie zunächst, was Sie mit Bewegung erreichen möchten: eine bessere Blutzuckerregulierung, Gewichtsverlust, eine verbesserte Herz-Kreislauf-Gesundheit oder einfach nur aktiv bleiben.

Die Verfolgung Ihrer Fortschritte und die Aufrechterhaltung der Motivation können durch die Festlegung SMARTer Ziele erleichtert werden – spezifisch, messbar, realistisch, relevant und zeitgebunden. Ein SMART-Ziel könnte darin bestehen, an fünf Tagen in der Woche jeden Tag dreißig Minuten lang Sport zu treiben oder in drei Monaten zehn Pfund abzunehmen.

Sprechen Sie mit Ihrem medizinischen Personal

Es ist wichtig, mit Ihrem Gesundheitsteam zu sprechen, bevor Sie mit einem neuen Fitnessprogramm beginnen, insbesondere wenn Sie bereits an einer Krankheit leiden oder Probleme mit Typ-2-Diabetes haben. Ihr Arzt schlägt möglicherweise bestimmte Sicherheitsmaßnahmen oder Anpassungen vor und hilft Ihnen dabei, die für Ihre Situation sichersten und vorteilhaftesten Trainingsformen zu ermitteln.

Wenn Sie an einer Neuropathie leiden, kann Ihr Arzt beispielsweise vorschlagen, anstrengende Trainingseinheiten zu vermeiden, die Ihre Beine oder Füße verletzen könnten. Wenn Sie Herz-Kreislauf-Probleme haben, empfiehlt Ihnen Ihr Arzt möglicherweise, mit Aktivitäten geringer Intensität zu beginnen und die Intensität schrittweise zu steigern, wenn Ihr Fitnessniveau zunimmt.

Auswahl der geeigneten Übungsformen

Aerobic-Aktivitäten, Krafttraining und Beweglichkeitsübungen sind nur einige der Aktivitäten, die in einem umfassenden Trainingsprogramm zur Kontrolle von Typ-2-Diabetes enthalten sein sollten. Die Kombination mehrerer Trainingsformen kann Ihnen dabei helfen, Ihre besten Gesundheitsziele zu erreichen, da jede einzelne ihre besonderen Vorteile mit sich bringt.

Berücksichtigen Sie bei der Auswahl des Trainings Ihren Lebensstil und Ihre persönlichen Vorlieben. Die langfristige Einhaltung eines Fitnessprogramms ist höher, wenn die Aktivitäten, an denen Sie teilnehmen, Spaß machen. Wählen Sie Hobbys, die Sie lieben und die Sie in Ihren Tagesablauf integrieren können, wie Yoga, Radfahren, Schwimmen oder Wandern.

Allmählich wachsen und langsam beginnen

Wenn Sie noch nie zuvor trainiert haben oder schon lange nicht mehr aktiv waren, ist es wichtig, vorsichtig zu beginnen und dann längere und intensivere Übungen zu machen. Beginnen Sie mit Übungen mit geringer Belastung wie

Schwimmen oder Gehen und versuchen Sie, Ihre Sitzungen auf 10 bis 15 Minuten zu beschränken.

Erhöhen Sie die Länge und Intensität Ihrer Übungen schrittweise, wenn Ihr Fitnessniveau steigt. Das Ziel besteht darin, die wöchentliche aerobe Aktivität mittlerer Intensität auf mindestens 150 Minuten zu steigern, wobei Krafttrainingsaktivitäten mindestens zweimal pro Woche stattfinden.

Behalten Sie den Blutzuckerspiegel im Auge
Es ist wichtig, Ihren Blutzuckerspiegel vor, während und nach körperlicher Aktivität zu überprüfen, da sich dieser durch körperliche Betätigung verändern kann. Dies gilt insbesondere dann, wenn Sie Medikamente oder Insulin einnehmen. Sie können Ihre Medikamente, Ihre Ernährung oder Ihr Trainingsprogramm nach Bedarf anpassen, indem Sie verstehen, wie Ihr Körper auf verschiedene Formen von Aktivität reagiert.

Wenn Ihr Blutzucker vor dem Ausgehen zu niedrig ist (unter 100 mg/dl), sollten Sie einen kleinen Snack zu sich nehmen, um ihn wieder auf ein sicheres Niveau zu bringen. Wenn Ihr Blutzuckerspiegel übermäßig hoch ist (über 250 mg/dL), sollten Sie auf sportliche Betätigung verzichten, bis Ihr Blutzuckerspiegel auf einen sichereren Bereich absinkt, insbesondere wenn Sie Ketone im Urin haben.

7.3 Übungsarten: Krafttraining, Aerobic und Flexibilität

Übt sich in Aerobic aus

Aerobes Training, auch Herz-Kreislauf- oder Cardio-Training genannt, ist eine Reihe rhythmischer, kontinuierlicher Bewegungen, die Ihre Herzfrequenz erhöhen und Ihr Herz stärken. Menschen mit Typ-2-Diabetes können am meisten von Aerobic-Übungen profitieren, da sie den Blutzuckerspiegel senken, die Insulinsensitivität erhöhen und die Gewichtsreduktion fördern.

Typische Aerobic-Trainingsprogramme bestehen aus:

Gehen: Gehen ist eine der einfachsten und bequemsten Aerobic-Übungen. Es ist fast immer tragbar, erfordert keine spezielle Ausrüstung und ist an viele Fitnessgrade anpassbar.

Radfahren: Radfahren ist ein schonendes Training, das die Beine stärkt und die Herz-Kreislauf-Fitness verbessert. Dies kann im Freien oder auf einem stationären Fahrrad erfolgen.

Baden: Menschen mit Arthritis oder Gelenkbeschwerden können vom Schwimmen sehr profitieren, da es sich um eine Ganzkörperübung handelt, die die Gelenke schont.

Tanzen: Tanzen ist eine unterhaltsame und soziale Möglichkeit, die Herzfrequenz zu steigern und gleichzeitig die Flexibilität und Koordination zu verbessern.

Streben Sie mindestens 150 Minuten aerobe Aktivität

mittlerer Intensität pro Woche oder 30 Minuten pro Tag an
fünf Tagen in der Woche an. Wenn Sie noch nie zuvor trainiert
haben, beginnen Sie mit kürzeren Trainingseinheiten und
arbeiten Sie sich mit zunehmender Fitness zu längeren
Trainingseinheiten vor.

Intensive Konditionierung

Übungen, die Muskelmasse aufbauen und erhalten, sind Teil
des Krafttrainings, das manchmal auch als Widerstands- oder
Krafttraining bezeichnet wird. Da Muskelgewebe
empfindlicher auf Insulin reagiert als Fettgewebe, ist
Krafttraining für Menschen mit Typ-2-Diabetes von Vorteil,
da es zur Senkung des Blutzuckerspiegels beitragen kann.
Darüber hinaus erhöht Krafttraining die Knochendichte, hilft
bei der Gewichtskontrolle und verbessert die allgemeine
körperliche Funktion.

Typische Krafttrainingsprogramme bestehen aus:

Gewichtheben: Trainieren Sie verschiedene Muskelgruppen
durch Training mit Kraftgeräten oder freien Gewichten wie
Langhanteln oder Kurzhanteln im Fitnessstudio.

Körpergewichtsübungen: Bei Liegestützen, Kniebeugen,
Ausfallschritten und Planks wird das eigene Körpergewicht
als Widerstand genutzt.

Widerstandsbänder: Die Übungen können zu Hause oder
unterwegs durchgeführt werden, indem elastische Bänder als
Widerstand verwendet werden.

Um die besten Ergebnisse zu erzielen, sollten Sie mindestens
zwei- bis dreimal pro Woche Krafttrainingsaktivitäten

einbauen, die alle Hauptmuskelgruppen ansprechen. Wenn Ihre Kraft zunimmt, erhöhen Sie den Widerstand schrittweise, indem Sie mit kleineren Gewichten oder Widerstandsbändern beginnen.

Anpassungsfähigkeit und Erweiterung
Stretching und Yoga sind zwei Arten von Beweglichkeitsübungen, die die Bewegungsfreiheit erhöhen, das Verletzungsrisiko verringern und die Entspannung fördern können. Beweglichkeitsübungen können Menschen mit Typ-2-Diabetes dabei helfen, gesündere Gelenke zu erhalten, sich weniger angespannt in ihren Muskeln zu fühlen und sich freier zu bewegen. Ihre Routine kann von der Einbeziehung von Beweglichkeitsübungen profitieren, um Stress abzubauen und die psychische Gesundheit zu verbessern.

Typische Flexibilitätsübungen bestehen aus Folgendem:

Statisches Dehnen: Um die Muskeln zu verlängern und die Flexibilität zu erhöhen, halten Sie die Dehnübungen 15 bis 30 Sekunden lang.
Dynamisches Dehnen: Durchführen einer Reihe von Bewegungsbewegungen vor einer Aktivität, um die Muskeln aufzuwärmen und die Flexibilität zu verbessern.
Yoga: Verbessern Sie Flexibilität, Gleichgewicht und geistige Klarheit durch eine Geist-Körper-Praxis, die Kraft-, Dehnungs- und Entspannungsmethoden kombiniert.

Mindestens zwei- bis dreimal pro Woche, wenn Ihre Muskeln nach dem Kraft- oder Cardiotraining aufgewärmt und formbarer sind, nehmen Sie Beweglichkeitsübungen in Ihr

Programm auf.

7.4: Trotz Diabetes aktiv bleiben: Nützliche Ratschläge

Sportprogramme oder Fitnessstudiobesuche sind für Menschen mit Typ-2-Diabetes nicht unbedingt notwendig, um einen aktiven Lebensstil aufrechtzuerhalten. Die Einbeziehung von körperlicher Betätigung in Ihren Alltag kann eine flexiblere und besser umsetzbare Strategie sein, insbesondere wenn Sie einen hektischen Zeitplan haben oder lieber unterwegs aktiv sein möchten. Diese nützlichen Tipps können Ihnen dabei helfen, Bewegung in Ihren Alltag zu integrieren.

1. Profitieren Sie von den täglichen Chancen

Es besteht die Möglichkeit, körperliche Bewegung in den Arbeitsalltag zu integrieren, so dass die sportliche Betätigung keinen zusätzlichen Zeitaufwand erfordert. Im Laufe eines Tages können kleine Anpassungen wie das Parken weiter entfernt von den Eingängen, das Gehen oder Radfahren für schnelle Besorgungen und die Nutzung der Treppe anstelle des Aufzugs zu einem erheblichen Trainingsaufwand führen.

Wenn Sie an einem Schreibtisch arbeiten, stehen Sie jede Stunde auf und bewegen Sie sich. Mit nur wenigen Minuten Dehnübungen oder Gehen können Sie Ihr Energieniveau steigern und längere Sitzphasen unterbrechen. Wenn es möglich ist, versuchen Sie, Besprechungen im Stehen abzuhalten oder einen Stehschreibtisch zu nutzen.

2. Verwandeln Sie die Hausarbeit in eine Übung

Die Erledigung von Haushaltsaufgaben wie Gartenarbeit, Putzen und Gartenpflege kann hilfreich sein, um einen aktiven Lebensstil aufrechtzuerhalten. Zu den Übungen, die körperliche Anstrengung erfordern und Ihre Herzfrequenz erhöhen können, gehören Putzen, Wischen, Laub harken und Schnee schaufeln.

Spielen Sie fröhliche Musik und haben Sie Spaß. Sie können das Putzen intensiver und angenehmer gestalten, indem Sie sich anstrengen, Aufgaben schneller zu erledigen, oder indem Sie beim Putzen tanzen.

3. Nutzen Sie Technologie, um inspiriert zu bleiben

Verschiedene Anwendungen und Gadgets können Ihnen dabei helfen, Ihr Trainingsniveau zu messen und die Motivation aufrechtzuerhalten. Apps für Smartphones, Schrittzähler und Fitnessmonitore können Ihre Herzfrequenz messen, Ihre Schritte zählen und Sie daran erinnern, sich den ganzen Tag über zu bewegen.

Um Sie beim Erreichen Ihrer wöchentlichen oder täglichen Trainingsziele zu unterstützen, richten Sie technische Unterstützung ein. Für zusätzlichen Anreiz und mehr Verantwortung bieten viele Anwendungen

Herausforderungen, Auszeichnungen und soziale Funktionen, die es Ihnen ermöglichen, mit Freunden zu interagieren oder Gruppen beizutreten.

4. Teilen Sie Ihre Arbeit in kurze Sitzungen auf

Wenn es Ihnen schwerfällt, lange zu trainieren, sollten Sie Ihre Trainingseinheiten über den Tag verteilt in kürzere Abschnitte aufteilen. Anstatt beispielsweise eine einzige 30-minütige Übung zu machen, versuchen Sie es mit drei 10-minütigen Spaziergängen. Mit dieser Strategie kann es einfacher sein, Sport zu treiben und gleichzeitig die erforderliche tägliche körperliche Aktivität aufrechtzuerhalten.

Ihr Blutzuckerspiegel und Ihre allgemeine Gesundheit können von einem moderaten Maß an körperlicher Betätigung profitieren. Wichtiger als die Dauer oder Intensität jeder Sitzung ist es, Wege zu finden, den ganzen Tag über häufig Sport zu treiben. Konsistenz ist der Schlüssel.

5. Beziehen Sie Freunde und Familie mit ein

Durch die Einbindung anderer wird aktives Handeln angenehmer und nachhaltiger. Bitten Sie Ihre Freunde, Kollegen oder Familie, Sie auf Radtouren, Spaziergängen oder Fitnesskursen zu begleiten. Trainingspartner bieten möglicherweise Ermutigung, Verantwortung und Unterstützung, die Ihnen dabei helfen können, Ihr Fitnessprogramm aufrechtzuerhalten.

Beteiligen Sie Ihre Kinder an körperlichen Aktivitäten wie Sport, Wandern oder Spielen im Park, wenn Sie Kinder haben. Dies ermutigt Sie, Ihr Aktivitätsniveau aufrechtzuerhalten und ist ein positives Beispiel für einen gesunden Lebensstil.

6. Entdecken Sie interessenbezogene Aktivitäten

Etwas zu finden, das Ihnen Spaß macht, ist der beste Weg, aktiv zu bleiben. Die Teilnahme an Aktivitäten, die Ihnen gefallen, wie Tanzen, Schwimmen, Wandern oder Yoga, fördert das Engagement. Probieren Sie verschiedene Übungen aus, bis Sie eine gefunden haben, die für Sie funktioniert.

Wenn Sie Veränderungen mögen, sollten Sie darüber nachdenken, einige neue Aktivitäten in Ihren Zeitplan aufzunehmen. Cross-Training oder die Durchführung verschiedener Trainingsarten an verschiedenen Tagen kann dazu beitragen, das Verletzungsrisiko zu verringern und Langeweile zu vermeiden.

7. Machen Sie vernünftige Pläne und erkennen Sie Ihre Leistungen an

Die Festlegung erreichbarer und vernünftiger Ziele ist für den langfristigen Erfolg von entscheidender Bedeutung. Beginnen Sie mit bescheidenen, machbaren Zielen, wie zum Beispiel, jeden Tag mehr Schritte zu gehen oder ein paar zusätzliche Minuten Bewegung in Ihren Wochenplan aufzunehmen. Erhöhen Sie schrittweise die Länge, Häufigkeit oder Intensität Ihrer Übungen, wenn Sie besser werden.

Wenn Sie Ihre Leistungen würdigen, egal wie gering sie sind, bleiben Sie möglicherweise inspiriert und zuversichtlich. Die Anerkennung Ihrer Bemühungen, sei es durch den Kauf neuer Sportkleidung, einen wohlverdienten freien Tag oder einfach nur durch Ihre Anstrengung, ist entscheidend, um den Schwung aufrechtzuerhalten.

8. Reagieren Sie auf Schwierigkeiten und achten Sie auf Ihren Körper

Da das Leben unvorhersehbar ist, kann es Phasen geben, in denen die Aufrechterhaltung eines aktiven Lebensstils schwieriger ist. Ein hektischer Zeitplan, Krankheit oder Verletzungen können es schwierig machen, sich an die gewohnte Routine zu halten. In diesen Zeiten ist es wichtig, anpassungsfähig zu sein und Ihr Aktivitätsniveau an die jeweiligen Umstände anzupassen.

Wenn Ihr Körper es Ihnen sagt, legen Sie Wert auf Ruhe und Erholung. Wenn Ihre normale Routine nicht in Frage kommt, denken Sie über sanftere Übungen wie Dehnübungen, Spaziergänge oder schnelle Yoga-Sitzungen nach. Denken Sie daran, dass die Aufrechterhaltung eines aktiven Lebensstils ein lebenslanges Abenteuer ist und es in Ordnung ist, Ihre Ernährung bei Bedarf zu ändern.

9. Denken Sie daran, auf Nummer sicher zu gehen

Sicherheit ist bei der Aufrechterhaltung eines aktiven Lebensstils bei Typ-2-Diabetes von entscheidender Bedeutung. Um Verletzungen zu vermeiden, wärmen Sie sich vor dem Training immer auf und kühlen Sie sich danach ab. Wenn Sie an einer Neuropathie leiden, achten Sie darauf, geeignetes Schuhwerk zu tragen, um Ihre Füße zu schützen. Stellen Sie außerdem sicher, dass Sie ausreichend Flüssigkeit zu sich nehmen, indem Sie vor, während und nach körperlicher Betätigung viel Wasser trinken.

Überprüfen Sie vor und nach dem Training Ihren Blutzuckerspiegel und nehmen Sie schnell wirkende Kohlenhydrate wie Fruchtsaft oder Glukosetabletten mit, falls Ihr Blutzuckerspiegel zu stark absinkt. Wenn Sie sich benommen oder atemlos fühlen, Beschwerden in der Brust haben oder andere seltsame Symptome haben, sollten Sie sofort mit dem Training aufhören. Holen Sie sich bei Bedarf medizinische Hilfe.

10. Entwickeln Sie eine Aktivitätsgewohnheit

Die beste Strategie, um aktiv zu bleiben, besteht darin, körperliche Aktivität zu einem regelmäßigen Bestandteil Ihres Lebens zu machen. Ganz gleich, ob Sie morgens, in der Mittagspause oder nach der Arbeit trainieren, erstellen Sie ein Programm, das zu Ihnen passt. Je konsequenter Sie sind.

Denken Sie daran, dass die Aufrechterhaltung eines aktiven Lebensstils bei Typ-2-Diabetes mehr umfasst als nur die Behandlung Ihrer Krankheit; Dazu gehört auch, dass Sie Ihren Lebensstandard insgesamt verbessern. Regelmäßige körperliche Bewegung kann Ihre Stimmung verbessern, die Bewegung erleichtern und zu einem längeren, gesünderen Leben führen. Sie können Ihre Gesundheit selbst in die Hand nehmen und mit Typ-2-Diabetes erfolgreich sein, indem Sie Bewegung zu Ihrem normalen Tagesablauf hinzufügen und herausfinden, wie Sie motiviert bleiben.

Medikamente und verfügbare Therapien

Eine wirksame Behandlung von Typ-2-Diabetes erfordert manchmal eine Mischung aus Ernährungsumstellungen und medikamentösen Therapien. Mit dem richtigen Behandlungsplan können Sie Schwierigkeiten vermeiden, einen zufriedenstellenden Blutzuckerspiegel aufrechterhalten und ein angenehmeres Leben führen.

8.1 Orale Medikamente: Arten und Wirkmechanismen

Für Menschen mit Typ-2-Diabetes sind orale Medikamente oft die erste Therapielinie, insbesondere wenn Ernährungs- und Aktivitätsumstellungen allein nicht ausreichen, um den Blutzuckerspiegel zu regulieren. Diese Medikamente wirken auf verschiedene Weise, indem sie bei der Kontrolle des Blutzuckers helfen, die Insulinsensitivität erhöhen und das Risiko von Problemen verringern.

Kategorien oraler Arzneimittel

1. Die Biguanide oder Metformin: Eines der am häufigsten empfohlenen Medikamente gegen Typ-2-Diabetes ist Metformin. Es wirkt, indem es die Glukoseproduktion der Leber verringert und die Empfindlichkeit des Körpers gegenüber Insulin erhöht. Dadurch wird der Blutzuckerspiegel gesenkt, ohne das Körpergewicht wesentlich zu erhöhen. Wenn eine Blutzuckerkontrolle erforderlich ist, ist Metformin häufig das erste verabreichte Arzneimittel. Es wird normalerweise ein- oder zweimal täglich zu den Mahlzeiten eingenommen.

2. Sulfonylharnstoffe: Sulfonylharnstoffe sind eine weitere Familie oraler Medikamente, die die Bauchspeicheldrüse dazu anregen, mehr Insulin zu produzieren. Glipizid, Glyburid und Glimepirid sind einige Beispiele. Diese Medikamente senken wirksam den Blutzuckerspiegel und werden normalerweise vor den Mahlzeiten verabreicht. Eine sorgfältige Überwachung ist erforderlich, da es manchmal zu Hypoglykämie oder niedrigem Blutzucker und Gewichtszunahme kommen kann.

3. DPP-4-Inhibitoren: Sitagliptin und Saxagliptin sind Beispiele für Dipeptidylpeptidase-4 (DPP-4)-Inhibitoren. Diese Medikamente wirken, indem sie den Spiegel der Inkretinhormone erhöhen, die bei Bedarf die Produktion von

mehr Insulin im Körper unterstützen und die Menge an Glukose verringern, die die Leber freisetzt. Im Allgemeinen werden DPP-4-Hemmer gut vertragen und führen seltener zu einer Hypoglykämie.

4. SGLT2-Hemmer: Canagliflozin und Dapagliflozin sind Beispiele für Natrium-Glukose-Cotransporter-2-Hemmer (SGLT2), die den Blutzucker senken, indem sie die Nieren dazu zwingen, zusätzliche Glukose mit dem Urin auszuscheiden. Diese Medikamente senken nicht nur den Blutzucker, sondern verringern auch das Risiko von Herzerkrankungen und fördern die Gewichtsreduktion. Andererseits könnten sie die Wahrscheinlichkeit von Dehydrierung und Harnwegsinfekten erhöhen.

5. Thiazolidindione (TZDs): Pioglitazon und Rosiglitazon sind Beispiele für Thiazolidindione, die die Insulinsensitivität erhöhen, indem sie die Empfindlichkeit der Körperzellen gegenüber dem Hormon erhöhen. Diese Arzneimittel werden oft in Verbindung mit anderen Rezepten angewendet und haben die Fähigkeit, den Blutzuckerspiegel zu senken. Sie werden oft mit Vorsicht empfohlen, da sie zu Gewichtszunahme, Flüssigkeitsansammlung und einem erhöhten Risiko einer Herzinsuffizienz führen können.

6. Meglitinide: Meglitinide wie Nateglinid und Repaglinid wirken ähnlich wie Sulfonylharnstoffe und induzieren eine Steigerung der Pankreasproduktion. Sie helfen, den Blutzuckeranstieg zu kontrollieren und wirken schnell. Sie werden vor den Mahlzeiten verabreicht. Im Vergleich zu Sulfonylharnstoffen können sie weniger Anfälle von

niedrigem Blutzuckerspiegel verursachen, da sie kürzer wirken.

7. Inhibitoren der Alpha-Glucosidase: Acarbose und Miglitol sind Beispiele für Alpha-Glucosidase-Hemmer, deren Wirkung darin besteht, den Abbau von Kohlenhydraten im Darm zu verlangsamen und dadurch das Risiko eines starken Blutzuckeranstiegs nach den Mahlzeiten zu verringern. Diese Medikamente werden eingenommen, sobald Sie in eine Mahlzeit beißen, und sie werden häufig zusätzlich zu anderen Diabetikermedikamenten verabreicht.

Wie kooperativ orale Medikamente sind

Um eine optimale Blutzuckerkontrolle zu erreichen, werden häufig verschiedene orale Medikamente in Kombination eingesetzt. Mit dieser Methode können verschiedene Elemente des Blutzuckermanagements gezielt angegangen werden, darunter die Insulinsensitivität, die Glukoseabsorption und die Insulinproduktion. Die optimale Kombination wird von Ihrem Arzt abhängig von Ihren spezifischen Anforderungen, Ihrem allgemeinen Gesundheitszustand und der Wirksamkeit der einzelnen Arzneimittel bei der Kontrolle Ihres Blutzuckers festgelegt.

Bitte beachten Sie: Fragen Sie immer Ihren Arzt um Erlaubnis und Rat, bevor Sie Medikamente einnehmen.
Um Typ-2-Diabetes mit oralen Medikamenten wirksam behandeln zu können, ist eine kontinuierliche Zusammenarbeit mit Ihrem Arzt unerlässlich. Jedes Medikament hat einzigartige Vor- und Nachteile sowie

mögliche Nebenwirkungen. Um sicherzustellen, dass Ihre Behandlung sicher und wirksam ist, wird Ihr Arzt Ihre Krankengeschichte, andere Gesundheitsprobleme und Medikamente berücksichtigen.

Konsultieren Sie Ihren Arzt, bevor Sie Ihr Verschreibungsschema beginnen, beenden oder ändern. Sie werden Sie über die richtige Dosis, den Zeitpunkt der Einnahme und alle Sicherheitsmaßnahmen beraten, die bei der Einnahme dieser Arzneimittel befolgt werden sollten. Um mögliche Nebenwirkungen oder Wechselwirkungen zu bewältigen und Änderungen am Behandlungsplan vorzunehmen, sind regelmäßige Nachuntersuchungen und Überwachungen von entscheidender Bedeutung.

8.2   Insulintherapie: Optimaler Zeitpunkt und Ansatz

Für bestimmte Typ-2-Diabetiker reichen orale Medikamente allein möglicherweise nicht aus, um den idealen Blutzuckerspiegel aufrechtzuerhalten. Unter diesen Umständen kann eine Insulinbehandlung erforderlich sein. Indem es Glukose ermöglicht, in die Körperzellen zu gelangen und als Brennstoff genutzt zu werden, hilft das Hormon Insulin bei der Kontrolle des Blutzuckerspiegels.

Ist eine Insulintherapie notwendig?

Eine Insulinbehandlung kommt in der Regel in Betracht, wenn:

- Trotz einer Änderung des Lebensstils und der Einnahme oraler Medikamente bleibt der Blutzuckerspiegel hoch.
- Bestimmte Labortests geben Hinweise auf ein schweres Insulindefizit.
- Die Bauchspeicheldrüse kann nicht mehr ausreichend Insulin selbst produzieren.
- Aufgrund einer Schwangerschaft oder eines anderen Gesundheitsproblems ist eine strenge Blutzuckerkontrolle erforderlich.

Je nach Bedarf des Patienten kann die Insulinbehandlung in jedem Stadium des Typ-2-Diabetes begonnen werden. Es kann als langfristiges Heilmittel eingesetzt werden, wenn andere Therapien nicht mehr wirksam sind, oder als vorübergehende Maßnahme, wenn der Blutzuckerspiegel schwer zu kontrollieren ist, beispielsweise bei Krankheit oder Stresssituationen.

Insulintypen

Verschiedene Insulintypen werden nach ihrer Wirkungsgeschwindigkeit, ihrem Höhepunkt und ihrer Wirkungsdauer kategorisiert. Zu den Hauptarten gehören:

1. Insulin mit schneller Wirkung: Insulin lispro, Aspart und

Glulisin sind Beispiele für schnell wirkendes Insulin, das innerhalb von 15 Minuten nach der Injektion zu wirken beginnt, nach 1–2 Stunden seinen Höhepunkt erreicht und 3–5 Stunden anhält. Um Blutzuckerspitzen vorzubeugen, wird es üblicherweise vor den Mahlzeiten eingenommen.

2. Insulin, das schnell wirkt: Normales Insulin, manchmal auch kurz wirkendes Insulin genannt, beginnt nach 30 Minuten zu wirken, erreicht nach 2–4 Stunden seinen Höhepunkt und hält 6–8 Stunden an. Normalerweise wird es eine halbe Stunde vor dem Essen eingenommen.

3. Insulin mit mittlerer Wirkung: Insulin mit mittlerer Wirkung, wie NPH-Insulin, beginnt nach 1–2 Stunden zu wirken, erreicht nach 4–12 Stunden seinen Höhepunkt und hält 12–18 Stunden an. Um eine Grundinsulindeckung zu gewährleisten, wird es normalerweise ein- oder zweimal täglich eingenommen.

4. Lang wirkendes Insulin: Insulin Glargin und Insulin Detemir sind Beispiele für lang wirkende Insuline, die über einen Zeitraum von 24 Stunden gleichmäßig Insulin freisetzen, ohne dass es zu einem erkennbaren Höhepunkt kommt. Es wird normalerweise einmal täglich eingenommen, um den Blutzuckerspiegel tagsüber und nachts stabil zu halten.

5. Bereits gemischtes Insulin: Vorgemischtes Insulin bietet durch die Kombination zweier Insulinformen, häufig eines mittelwirksamen Insulins und eines schnell wirkenden Insulins, eine Grund- und Mahlzeiteninsulinabdeckung. Es

wird normalerweise zweimal täglich vor dem Frühstück und
Abendessen eingenommen.

Wie Insulin verwendet wird

Die beliebteste Art der Insulinverabreichung ist die Injektion
mit einer Insulinpumpe, einem Pen oder einer Spritze. Die
Injektionsstelle kann variieren, meist erfolgt die Injektion
jedoch im Fettgewebe des Bauches, Oberschenkels oder
Oberarms. Die richtige Injektionstechnik ist wichtig, um
sicherzustellen, dass das Insulin richtig aufgenommen wird
und um Beschwerden oder Komplikationen zu vermeiden.

Ihr Arzt erklärt Ihnen, wie Sie Insulin verabreichen, wie Sie
die richtige Dosis messen, wo Sie spritzen und wie Sie Insulin
aufbewahren. Sie helfen Ihnen auch dabei, einen Zeitplan zu
entwickeln, der auf Ihre Mahlzeiten, Ihr Aktivitätsniveau und
Ihren Blutzuckerverlauf abgestimmt ist.

Blutzucker mit Insulin kontrollieren

Um Insulin effektiv nutzen zu können, ist eine regelmäßige
Überwachung des Blutzuckerspiegels erforderlich. Dadurch
lässt sich feststellen, wie gut das Insulin wirkt, und bei Bedarf
können Anpassungen vorgenommen werden. Ihr Arzt
empfiehlt möglicherweise auch Anpassungen Ihrer
Ernährung, Bewegung und anderer Medikamente, um die
Blutzuckerkontrolle zu optimieren.

Es ist wichtig, sich der potenziellen Risiken einer
Insulintherapie bewusst zu sein, wie beispielsweise einem

niedrigen Blutzuckerspiegel (Hypoglykämie). Zu den Symptomen einer Hypoglykämie gehören Schwindel, Schweißausbrüche, Zittern und Orientierungslosigkeit. Wenn Sie diese Symptome haben, sollten Sie schnell wirkende Kohlenhydrate wie Glukosetabletten oder Saft zu sich nehmen und Ihren Blutzuckerspiegel überprüfen.

8.3: Neue und aufkommende Behandlungen

Der Bereich der Diabetes-Therapie wird ständig erweitert, wobei neue Medikamente, Technologien und Verfahren entwickelt werden, um das Blutzuckermanagement zu verbessern und die Lebensqualität von Patienten mit Typ-2-Diabetes zu erhöhen.

Neue Arzneimittel

1. Gegner von GLP-1-Rezeptoren: Zu einer neueren Familie von Arzneimitteln, die als Glucagon-like-Peptid-1 (GLP-1)-Rezeptoragonisten bezeichnet werden, gehören Dulaglutid und Semaglutid, die die Wirkungen des Inkretinhormons GLP-1 nachahmen. Diese Medikamente unterstützen die Synthese von mehr Insulin und verringern die Freisetzung von Glucagon (einem Hormon, das den Blutzuckerspiegel erhöht) und reduzieren die Verdauung, was die Blutzuckerregulierung nach den Mahlzeiten unterstützt. Es wurde auch gezeigt, dass GLP-1-Rezeptor-Agonisten das Risiko kardiovaskulärer Ereignisse senken und eine Gewichtsreduktion fördern.

2. Vorteile von SGLT2-Hemmern für das Herz: Auch wenn es SGLT2-Hemmer schon seit einiger Zeit gibt, haben neue Studien gezeigt, dass sie auch weitere Vorteile für die Herzgesundheit bieten. Medikamente wie Canagliflozin und Empagliflozin senken nicht nur den Blutzuckerspiegel, sondern verringern auch das Risiko einer Herzinsuffizienz und anderer kardiovaskulärer Ereignisse bei Menschen mit Typ-2-Diabetes.

3. GLP-1- und GIP-Dual-Rezeptor-Gegner: Derzeit befindet sich eine neuartige Arzneimittelfamilie in der Entwicklung, die als duale glukoseabhängige insulinotrope Polypeptide (GIP) und GLP-1-Rezeptor-Agonisten bezeichnet wird. Durch die Wirkung auf die GIP- und GLP-1-Rezeptoren steigern diese Medikamente die Insulinproduktion und sorgen für eine bessere Blutzuckerregulierung. Vorläufige Untersuchungen deuten darauf hin, dass diese Medikamente weitere Vorteile für die Herz-Kreislauf-Gesundheit und Gewichtsreduktion haben könnten.

4. Oral eingenommenes Semaglutid: GLP-1-Rezeptoragonisten wurden bisher nur als injizierbare Medikamente angeboten. Für diejenigen, die lieber auf Injektionen verzichten möchten, wurde kürzlich orales Semaglutid entwickelt, das eine praktischere Wahl bietet. Vergleichbare Vorteile bietet orales Semaglutid hinsichtlich Gewichtsreduktion, Herz-Kreislauf-Schutz und Blutzuckerregulierung.

Komplementärmedizin
Kombinationsbehandlungen zielen darauf ab, das

Blutzuckermanagement durch die Kombination zweier oder mehrerer Medikamente mit komplementären Wirkmechanismen zu verbessern. Da diese Methode viele Aspekte der Blutzuckerkontrolle abdeckt, ist sie möglicherweise wirksamer als die Verwendung eines einzelnen Arzneimittels.

1. Kombinationen fester Dosierungen: Kombinationen mit fester Dosis erfreuen sich zunehmender Beliebtheit; Beispiele hierfür sind Metformin in Kombination mit einem SGLT2- oder DPP-4-Inhibitor. Durch die Verringerung der Gesamtzahl der für die Therapie erforderlichen Tabletten erhöhen diese Kombinationspillen den Komfort und die Therapietreue.

2. Dreifachkombinationsbehandlung: Unter bestimmten Umständen kann eine Dreifachkombinationsbehandlung empfohlen werden, die aus drei separaten Medikamenten mit unterschiedlichen Wirkmechanismen besteht. Um eine ideale Blutzuckerregulierung zu erreichen, könnte einem Patienten eine Mischung aus Metformin, einem SGLT2-Inhibitor und einem GLP-1-Rezeptor-Agonisten verabreicht werden.

Spitzentechnologien
1. Regelmäßige Blutzuckerüberwachung (CGM): Die Echtzeitdaten zum Blutzuckerspiegel, die von Geräten zur kontinuierlichen Glukoseüberwachung (CGM) bereitgestellt werden, haben die Behandlung von Diabetes verändert. Diese Geräte bestehen aus einem winzigen Sensor, der unter die Haut eingeführt wird, um Tag und Nacht den Glukosespiegel der interstitiellen Flüssigkeit zu überwachen. Die Informationen werden an eine Smartphone-App oder einen

Empfänger gesendet und ermöglichen so eine kontinuierliche Beobachtung und bessere Entscheidungsfindung.

Durch die Erkennung von Mustern und Trends im Blutzuckerspiegel können CGM-Geräte Benutzern helfen, gefährliche Höchst- oder Tiefstwerte zu vermeiden, indem sie sie warnen, bevor sie auftreten. Besonders Insulinanwender profitieren von dieser Technologie, da sie die Dosierung genauer macht und die Gesamtkontrolle verbessert.

2. Automatisierte Insulinabgabesysteme: Künstliche Bauchspeicheldrüsensysteme oder automatisierte Insulinabgabesysteme verwenden eine Kombination aus einer Insulinpumpe und einem kontinuierlichen Glukosemonitor (CGM), um die Insulindosierung automatisch an den aktuellen Blutzuckerspiegel anzupassen. Indem diese Systeme den Bedarf an manuellen Insulinwechseln verringern und zur Aufrechterhaltung eines stabileren Blutzuckerspiegels beitragen, können sie den mit der Behandlung von Diabetes verbundenen Stress verringern.

3. Intelligente Insulin-Pens: Intelligente Insulin-Pens, die besser als normale Insulin-Pens sind, können Insulindosierungen überwachen, Erinnerungen bereitstellen und Trends im Blutzuckerspiegel aufdecken, indem sie eine Verbindung zu Smartphone-Anwendungen herstellen. Diese Hilfsmittel können das Risiko einer fehlenden oder falschen Insulindosis verringern und die Therapietreue erhöhen.

8.4: Umgang mit Arzneimittelwechselwirkungen und Nebenwirkungen

Obwohl Medikamente für die Behandlung von Typ-2-Diabetes unerlässlich sind, können sie Nebenwirkungen haben oder in Kombination mit anderen Medikamenten zu Problemen führen. Wenn Sie sicherstellen möchten, dass Ihr Behandlungsplan sicher und effizient ist, ist es wichtig zu wissen, wie Sie mit diesen Problemen umgehen.

Typische Nebenwirkungen von Diabetes-Medikamenten

1. Verdauungsprobleme: Metformin, eines der am häufigsten verabreichten Medikamente gegen Diabetes, kann gastrointestinale Nebenwirkungen wie Übelkeit, Durchfall und Magenkrämpfe haben. Diese Nebenwirkungen sind normalerweise geringfügig und können verschwinden, wenn sich Ihr Körper an das Arzneimittel gewöhnt. Zusammen mit einer Mahlzeit eingenommenes Metformin kann diese Probleme lindern.

2. Niedriger Blutzucker oder Hypoglykämie: Hypoglykämie oder niedriger Blutzucker kann manchmal durch Medikamente wie Meglitinide und Sulfonylharnstoffe hervorgerufen werden, die die Insulinproduktion steigern. Hypoglykämie äußert sich in Zittern, Schweißausbrüchen, Benommenheit und Orientierungslosigkeit. Regelmäßige Mahlzeiten und Snacks sowie die ständige Überwachung

Ihres Blutzuckerspiegels sind der Schlüssel zur Vorbeugung einer Hypoglykämie. Bei Bedarf kann es hilfreich sein, einen Vorrat an schnell wirkenden Kohlenhydraten wie Saft oder Glukosetabletten zur Hand zu haben, um Ihren Blutzuckerspiegel schnell zu steigern.

3. Gewichtszunahme: Gewichtszunahme ist eine mögliche Nebenwirkung bestimmter Diabetesbehandlungen, einschließlich Insulin, Thiazolidindione und Sulfonylharnstoffe. Für diejenigen, die derzeit übergewichtig sind oder Schwierigkeiten haben, ein gesundes Gewicht zu halten, kann dies schwierig sein. Eine gesunde Ernährung, mehr Bewegung und der Besuch eines Arztes oder Ernährungsberaters können dabei helfen, die durch diese Medikamente verursachte Gewichtszunahme zu kontrollieren.

4. Flüssigkeitsansammlung: Phoglitazon, ein Thiazolidindion, kann Fuß- und Beinödeme verursachen. Menschen mit Herzproblemen könnten dies besonders besorgniserregend finden. Wenden Sie sich sofort an Ihren Arzt, wenn Sie unter schweren Ödemen oder Atemnot leiden.

5. Genital- und Harnwegsinfektionen: Da SGLT2-Hemmer den Uringlukosespiegel erhöhen, können sie das Risiko vaginaler Hefepilzinfektionen und Harnwegsinfektionen erhöhen. Dieses Risiko lässt sich verringern, indem man auf gute Hygiene achtet, ausreichend Wasser trinkt und auf Anzeichen einer Krankheit achtet. Suchen Sie sofort einen Arzt auf, wenn Sie Symptome wie Unwohlsein, Brennen oder ungewöhnlichen Ausfluss verspüren.

Umgang mit Medikamentenwechselwirkungen

Arzneimittelwechselwirkungen können zu mehr Nebenwirkungen oder einer verminderten Wirksamkeit führen, wenn ein Arzneimittel die Wirkungsweise eines anderen Arzneimittels beeinflusst. Menschen mit Typ-2-Diabetes nehmen möglicherweise viele Medikamente sowohl gegen Diabetes als auch gegen andere medizinische Probleme ein, daher ist der Umgang mit Arzneimittelwechselwirkungen für sie von entscheidender Bedeutung.

1. Benachrichtigen Sie Ihren Arzt über alle Medikamente: Es ist wichtig, dass Sie Ihren Arzt über alles informieren, was Sie einnehmen, einschließlich rezeptfreier, verschreibungspflichtiger, pflanzlicher und Nahrungsergänzungsmittel. Dadurch können sie mögliche Wechselwirkungen überwachen und Ihren Behandlungsplan bei Bedarf anpassen.

2. Erkennen Sie typische Wechselwirkungen: Bestimmte Arzneimittel und Diabetesmedikamente interagieren häufig. Beispielsweise können Hypoglykämie-Symptome durch bestimmte Blutdruckmedikamente wie Betablocker verdeckt werden, was es schwieriger macht, einen niedrigen Blutzuckerspiegel zu erkennen. Bestimmte Medikamente, wie zum Beispiel Kortikosteroide, können den Blutzuckerspiegel erhöhen, daher müssen Sie möglicherweise die Art und Weise, wie Sie mit Ihrem Diabetes umgehen, anpassen.

3. Nehmen Sie keine Selbstmedikation vor: Beginnen Sie

niemals mit der Einnahme eines Medikaments, stoppen Sie es nicht und ändern Sie die Dosis niemals, ohne vorher mit Ihrem Arzt gesprochen zu haben. Hierzu zählen auch nicht verschreibungspflichtige Medikamente und Nahrungsergänzungsmittel, da es zu Wechselwirkungen mit Ihren Diabetes-Behandlungen kommen kann. Nichtsteroidale entzündungshemmende Arzneimittel (NSAIDs) wie Ibuprofen können die Nierenfunktion beeinträchtigen. Dies ist besonders wichtig für Diabetiker.

4. Achten Sie auf Wechselwirkungen und Nebenwirkungen: Es ist wichtig, regelmäßig Ihren Blutdruck, Blutzucker und Ihren allgemeinen Gesundheitszustand zu überprüfen, um mögliche Nebenwirkungen oder Wechselwirkungen mit Medikamenten frühzeitig zu erkennen. Informieren Sie sofort Ihren Arzt, wenn Sie seltsame Symptome oder Veränderungen in Ihrem Gesundheitszustand bemerken.

5. Pflegen Sie regelmäßigen Kontakt mit Ihrem Arzt: Die Planung regelmäßiger Nachuntersuchungen bei Ihrem Arzt ist für die Kontrolle von Wechselwirkungen mit Medikamenten und Nebenwirkungen von entscheidender Bedeutung. Diese Konsultationen ermöglichen es Ihrem Arzt, Ihre Verschreibungen zu beurteilen, notwendige Änderungen vorzunehmen und etwaige Bedenken auszuräumen.

Diabetes und Herz-Kreislauf-Erkrankungen

9.1 Den Zusammenhang zwischen Diabetes und Herz-Kreislauf-Erkrankungen verstehen

Herzinfarkte, Schlaganfälle, periphere arterielle Verschlusskrankheit und andere Herz-Kreislauf-Erkrankungen (CVD) werden durch Typ-2-Diabetes deutlich häufiger. Dieser Zusammenhang resultiert aus den komplizierten Wechselwirkungen zwischen Insulinresistenz, erhöhtem Blutzucker und anderen Stoffwechselvariablen, die die

Herzgesundheit und die Integrität der Blutgefäße beeinträchtigen.

Der Prozess der Arteriosklerose, bei dem sich Fettablagerungen (Plaque) ansammeln und zu einer Verengung und Verhärtung der Blutgefäße führen, ist eine der Hauptursachen für Herz-Kreislauf-Probleme durch Diabetes. Ein hoher Blutzuckerspiegel kann die Auskleidung der Blutgefäße schädigen, was die Bildung von Plaque begünstigt. Darüber hinaus besteht Diabetes häufig gleichzeitig mit anderen Risikofaktoren, die die Entstehung von Herz-Kreislauf-Erkrankungen verschlimmern, wie beispielsweise Bluthochdruck, hoher Cholesterinspiegel und Fettleibigkeit.

Kontrolle von Herzerkrankungen

Angesichts des erhöhten Risikos ist die Erhaltung der Herz-Kreislauf-Gesundheit für die Behandlung von Diabetes von entscheidender Bedeutung. Hier sind einige Methoden, um dieses Risiko zu verringern:

Regelmäßige Überwachung: Es ist wichtig, den Blutdruck, den Cholesterinspiegel und den Zuckerspiegel zu überwachen. Ihr Arzt wird Ihnen möglicherweise empfehlen, regelmäßigere Untersuchungen durchzuführen, um sicherzustellen, dass diese Parameter in einem gesunden Bereich bleiben.
Medikamente: Zusätzlich zu Arzneimitteln, die den Blutzuckerspiegel senken, könnten Ihnen Arzneimittel mit dem ausdrücklichen Ziel verabreicht werden, Ihr Risiko für

Herz-Kreislauf-Erkrankungen zu senken. Dazu können Aspirin (zur Minimierung des Risikos von Blutgerinnseln), Antihypertensiva (zur Kontrolle des Blutdrucks) und Statine (zur Senkung des Cholesterinspiegels) gehören. Holen Sie immer die Genehmigung Ihres Arztes ein, bevor Sie neue Medikamente einnehmen.

Änderungen des Lebensstils: Das Risiko von Herz-Kreislauf-Erkrankungen kann durch die Umsetzung einer herzgesunden Ernährung, wie beispielsweise der Mittelmeerdiät, die reich an Obst, Gemüse, Vollkornprodukten und gesunden Fetten ist, verringert werden. Regelmäßige sportliche Betätigung wie Radfahren, Schwimmen oder Spazierengehen ist ebenfalls wichtig für die Erhaltung der Herzgesundheit.

Raucherentwöhnung: Mit dem Rauchen aufzuhören ist eines der wichtigsten Dinge, die Sie tun können, um Ihr Herz zu schützen. Das Risiko für Herz-Kreislauf-Erkrankungen ist durch Rauchen stark erhöht, bei Diabetikern ist es deutlich höher.

Gewichtsmanagement: Die Beibehaltung eines gesunden Gewichts trägt dazu bei, die Belastung für Ihr Herz zu verringern und das Risiko von Problemen zu verringern. Selbst ein geringer Gewichtsverlust kann die Gesundheit Ihres Herz-Kreislauf-Systems verbessern, wenn Sie übergewichtig sind.

Die Bedeutung der sofortigen Identifizierung

Im Anfangsstadium kann eine Herz-Kreislauf-Erkrankung schleichend auftreten und kaum oder gar keine Symptome zeigen. Eine frühzeitige Erkennung und Intervention hängt von Routinetests und Kontrolluntersuchungen ab. Beschwerden in der Brust, Atemnot, Erschöpfung und Ödeme in den Beinen oder Füßen sind Symptome, auf die Sie achten sollten. Sollten Sie auf eines dieser Anzeichen stoßen, holen Sie sich sofort Hilfe.

9.2 Diabetische Neuropathie: Nervenschädigung und Schmerzkontrolle

Diabetische Neuropathie: Was ist das?

Bei Diabetikern kann es zu einer Art Nervenschädigung kommen, die als diabetische Neuropathie bekannt ist, insbesondere bei Personen, deren Blutzuckerspiegel über einen längeren Zeitraum unzureichend kontrolliert wird. Eine der häufigsten Nebenwirkungen von Diabetes, von der 50 % der Patienten betroffen sind. Obwohl Neuropathie jeden Bereich des Körpers betreffen kann, betrifft sie häufig die Nerven in den Füßen und Beinen.

Die diabetische Neuropathie hat eine multifaktorielle Ursache. Eine der Hauptursachen ist die längere Exposition gegenüber erhöhten Blutzuckerspiegeln, die sowohl die Blutgefäße, die die Nervenfasern versorgen, als auch die empfindlichen Nerven selbst schädigen können. Entzündungen, erhöhter Blutdruck und hoher Cholesterinspiegel sind weitere Faktoren, die dazu beitragen.

Arten der diabetischen Neuropathie

Diabetische Neuropathie gibt es in verschiedenen Formen, jede mit ihren eigenen, einzigartigen Symptomen und Schwierigkeiten. Sie sind:

Periphere Neuropathie: Die häufigste Form der Neuropathie betrifft zunächst Hände und Arme, bevor sie sich auf Füße und Beine ausbreitet. Stechende Schmerzen, Kribbeln, Brennen und Taubheitsgefühl sind einige der Symptome.

Die autonomen Nerven, die unwillkürliche Körperaktivitäten wie Verdauung, Herzfrequenz und Blasenfunktion regulieren, sind von der autonomen Neuropathie betroffen. Mögliche Symptome sind Harnwegsinfektionen, Schwindel und Verdauungsstörungen (z. B. Gastroparese).

Proximale Neuropathie: Diese Art von Neuropathie, die oft als diabetische Amyotrophie bezeichnet wird, betrifft das Gesäß, die Oberschenkel und die Hüften und kann zu Beschwerden, Schwäche und Muskelschwund führen.

Fokale Neuropathie: Dieser seltenere Typ verursacht einen plötzlichen Kraftverlust oder Beschwerden in einem oder mehreren Nerven, normalerweise im Kopf, in der Brust oder in den Beinen.

Kontrolle von Schmerzen und Neuropathie
Änderungen im Lebensstil, Schmerzmanagement und Blutzuckerregulierung sind allesamt Teil der Behandlung einer diabetischen Neuropathie. Im Folgenden sind einige

Taktiken aufgeführt:

Blutzuckerkontrolle: Die beste Strategie, die Entwicklung einer Neuropathie zu stoppen oder zu reduzieren, ist die Aufrechterhaltung einer strengen Blutzuckerkontrolle. Das Risiko einer weiteren Nervenschädigung kann durch die Aufrechterhaltung des Blutzuckerspiegels im therapeutischen Bereich verringert werden.

Medikamente zur Behandlung von Beschwerden: Obwohl eine Neuropathie nicht geheilt werden kann, können Medikamente helfen, die Beschwerden zu lindern. Verschreibungspflichtige Medikamente, darunter Antidepressiva und Antikonvulsiva, sowie rezeptfreie Schmerzmittel und topische Heilmittel wie Capsaicin-Creme sind erhältlich. Holen Sie immer die Zustimmung Ihres Arztes ein, bevor Sie mit einem neuen Schmerzbehandlungsprogramm beginnen.

Physiotherapie: Durch die Verbesserung der Muskelkraft, des Gleichgewichts und der Koordination kann Physiotherapie dabei helfen, die Symptome zu kontrollieren. Bestimmte Aktivitäten können auch dazu beitragen, die Beschwerden und das Sturzrisiko zu verringern.

Fußpflege: Regelmäßige Fußpflege ist von entscheidender Bedeutung, da Neuropathien häufig die Füße betreffen. Dazu gehört die Reinigung und Befeuchtung der Füße sowie die tägliche Kontrolle auf Schnitte, Blasen oder Wunden. Eine weitere Möglichkeit, das Verletzungsrisiko zu verringern, besteht darin, stützende, bequeme Schuhe zu tragen.

Änderungen am Lebensstil: Ein gesunder Lebensstil kann helfen, die Symptome zu kontrollieren und die allgemeine Gesundheit zu verbessern. Dazu gehören die Kontrolle des Stressniveaus, der Verzicht auf Alkohol und Tabak, eine ausgewogene Ernährung und regelmäßige Bewegung.

Wenn medizinische Hilfe benötigt wird
Es ist wichtig, mit Ihrem Arzt zu sprechen, wenn Sie unter Neuropathiesymptomen leiden, einschließlich anhaltendem Taubheitsgefühl, Kribbeln oder Unwohlsein. Eine schnelle Behandlung kann zu einer besseren Symptombehandlung beitragen und Komplikationen wie Infektionen, Fußgeschwüren und sogar Amputationen vorbeugen.

9.3: Vorbeugung und Behandlung von Nierenerkrankungen

Diabetes und Nierenerkrankungen: Ein Zusammenhang
Diabetische Nephropathie, ein anderer Name für Nierenerkrankung, ist eine gefährliche Nebenwirkung von Typ-2-Diabetes. Dies geschieht, wenn die kleinen Blutgefäße der Nieren durch hohen Blutzucker geschädigt werden, wodurch es für die Nieren schwieriger wird, Abfallstoffe aus dem Blut zu filtern. Dies kann schließlich zu Nierenversagen oder einer chronischen Nierenerkrankung (CKD) führen, die eine Dialyse oder eine Nierentransplantation erforderlich machen kann.

Diabetes ist eine der Hauptursachen für chronische

Nierenerkrankungen (CKD) und betrifft 20–40 % der Betroffenen. Je länger jemand an Diabetes leidet, desto höher ist das Risiko, an einer Nierenerkrankung zu erkranken, insbesondere wenn er auch an hohem Blutdruck, schlecht reguliertem Blutzucker oder einer Nierenerkrankung in der Familienanamnese leidet.

Präventive Techniken
Um einer diabetischen Nierenerkrankung vorzubeugen, müssen Diabetes und andere Risikofaktoren behandelt werden.

Blutzuckerkontrolle: Für die Gesundheit der Nieren ist es wichtig, den Blutzuckerspiegel im gewünschten Bereich zu halten. Eine Nierenerkrankung kann verzögert oder verhindert werden, indem Sie Ihren Diabetes-Behandlungsplan befolgen und eine regelmäßige Überwachung durchführen.

Blutdruckmanagement: Hoher Blutdruck führt dazu, dass Nierenerkrankungen schneller fortschreiten. Ihr Arzt könnte Ihnen raten, Ihren Lebensstil anzupassen, einschließlich einer Reduzierung des Natriumkonsums, regelmäßiger Bewegung und der Einnahme von Blutdruckmedikamenten.

Regelmäßige Nierenfunktionstests: Regelmäßige Nierenfunktionstests können dabei helfen, frühe Anzeichen einer Nierenerkrankung zu erkennen. Zu diesen Tests gehören Bluttests für den Kreatininspiegel und Urintests für Albumin, eine Proteinart. Eine rechtzeitige Intervention und Therapie werden durch eine frühzeitige Diagnose ermöglicht.

Drogen: Durch die Senkung des Blutdrucks und die Minimierung des Proteinaustritts im Urin werden häufig Medikamente wie Angiotensin-Converting-Enzym-Hemmer (ACE-Hemmer) oder Angiotensin-II-Rezeptorblocker (ARBs) zum Schutz der Nieren empfohlen.

Behandlungsmöglichkeiten

Die Behandlung einer Nierenerkrankung konzentriert sich auf die Kontrolle der Symptome und die Eindämmung der Krankheitsentwicklung, wenn Folgendes festgestellt wird:

Ernährungsumstellung: Zu den Empfehlungen für eine nierenschonende Ernährung kann die Reduzierung der Aufnahme von Eiweiß, Salz, Kalium und Phosphor gehören. Sie können Diabetes in den Griff bekommen und die Nierenfunktion aufrechterhalten, indem Sie in Zusammenarbeit mit einem Ernährungsberater einen Ernährungsplan entwickeln.

Medikamente: Ihr Arzt kann Ihnen zusätzlich zu ACE-Hemmern oder ARBs Medikamente zur Kontrolle des Blutdrucks, des Cholesterinspiegels und des Blutzuckerspiegels verschreiben. Diese Medikamente tragen dazu bei, die Belastung der Nieren zu verringern und weiteren Schäden vorzubeugen.

Dialyse: Wenn die Nieren in späteren Stadien einer Nierenerkrankung nicht mehr in der Lage sind, Abfallstoffe effizient zu filtern, kann eine Dialyse erforderlich sein. Die Dialyse ist ein medizinisches Verfahren, bei dem das Blut mithilfe einer Maschine behandelt wird, um Abfallstoffe und überschüssige Flüssigkeit zu entfernen. Abhängig von Ihrem Gesundheitszustand und Ihren Vorlieben kann dies zu Hause oder in einer Dialyseklinik erfolgen.

Nierentransplantation: Für manche Menschen kann eine Nierentransplantation eine Option sein. Dabei wird die geschädigte Niere in Ihrem Körper operativ durch eine gesunde Niere eines Spenders ersetzt. Wenn eine Organabstoßung vermieden wird, kann eine Transplantation eine höhere Lebensqualität bieten als eine Dialyse; Dennoch müssen immunsuppressive Medikamente lebenslang eingenommen werden.

Erhaltung der Nierenfunktion

Um die Nierengesundheit aufrechtzuerhalten, sind ein veränderter Lebensstil, die Befolgung Ihres Behandlungsplans und regelmäßige Kontrolluntersuchungen beim Arzt notwendig. Durch die Behandlung Ihres Diabetes und den Schutz Ihrer Nieren können Sie das Risiko von Problemen senken und Ihre allgemeine Lebensqualität verbessern.

9.4: Erhaltung der Augengesundheit zur Vermeidung diabetischer Retinopathie

Retinopathie bei Diabetes verstehen
Diabetische Retinopathie ist eine häufige Augenfolge von Diabetes. Dies geschieht, wenn die kleinen Blutgefäße in der

Netzhaut, der lichtempfindlichen Gewebeschicht im hinteren Teil des Auges, durch einen hohen Blutzuckerspiegel geschädigt werden. Dieser Schaden kann schließlich zu Sehproblemen bis hin zur Blindheit führen.

Die diabetische Retinopathie entwickelt sich in zwei Hauptstadien:

Nicht-proliferative diabetische Retinopathie (NPDR): In den ersten Phasen verschlechtern sich die Blutgefäße der Netzhaut und es können sich mikroskopisch kleine Schwellungen, sogenannte Mikroaneurysmen, entwickeln, aus denen Blut oder Flüssigkeit austreten kann. Dies kann zu einem Makulaödem oder einer Schwellung der Netzhaut führen, die das Sehvermögen beeinträchtigt.

In fortgeschritteneren Stadien können in der Netzhaut neue, brüchige Blutgefäße wachsen, die zu Blutungen neigen (proliferative diabetische Retinopathie oder PDR). Diese Blutgefäße können sich zum Glaskörper entwickeln, der gelartigen Flüssigkeit, die das Auge füllt, was letztendlich zu einer Netzhautablösung führen kann, die zu erheblichem Sehverlust, Blutungen und Narbenbildung führen kann.

Früherkennung und Prävention

Um einer diabetischen Retinopathie vorzubeugen, sind Diabeteskontrolle und routinemäßige Augenpflege erforderlich.

Regelmäßige Augenuntersuchungen: Um eine diabetische

Retinopathie im Frühstadium zu erkennen, sind jährliche, gründliche Augenuntersuchungen von entscheidender Bedeutung. Während der Untersuchung wird Ihr Augenarzt Ihre Pupillen vergrößern, um nach Anzeichen einer Netzhautschädigung zu suchen. Eine frühzeitige Erkennung ermöglicht eine sofortige Therapie, um den Sehverlust zu stoppen.

Blutzuckerkontrolle: Eine Retinopathie kann nicht so schnell fortschreiten, wenn der Blutzuckerspiegel nicht unter Kontrolle gehalten wird. Eine regelmäßige Überwachung des Blutzuckers und die strikte Einhaltung Ihres Diabetes-Managementplans sind von entscheidender Bedeutung, da ein erhöhter Blutzuckerspiegel möglicherweise zu einer Verschlechterung der Netzhautblutgefäße führen kann.

Kontrolle von Blutdruck und Cholesterin: Hoher Blutdruck und Cholesterinspiegel können eine Retinopathie verschlimmern. Ihr Sehvermögen kann durch die Kontrolle dieser Variablen durch Medikamente und Änderungen des Lebensstils geschützt werden.

Gesunder Lebensstil: Sie können die Augengesundheit erhalten und das Risiko einer Retinopathie senken, indem Sie sich reich an Antioxidantien ernähren, häufig Sport treiben und mit dem Rauchen aufhören.

Behandlungsmöglichkeiten

Die Behandlung der diabetischen Retinopathie konzentriert sich auf den Schutz des Sehvermögens und die Verhinderung zukünftiger Schäden.

Lasertherapie: Abnorme Blutgefäße in der Netzhaut können durch Lasertherapie verschlossen oder verkleinert werden, was manchmal auch als Photokoagulation bezeichnet wird. Dies kann das Risiko eines Sehverlusts verringern und weitere Blutungen stoppen.

Injektionen: Anti-VEGF-Behandlungen (Vascular Endothelial Growth Factor) können dazu beitragen, die Bildung neuer Blutgefäße zu stoppen und Schwellungen im Auge zu verringern. PDR oder Makulaödem sind zwei häufige Erkrankungen, die mit diesen Injektionen behandelt werden.

Vitrektomie: Um Blut aus dem Glaskörper zu entfernen und eine Netzhautablösung zu heilen, kann in einem fortgeschrittenen Fall ein chirurgischer Eingriff erforderlich sein, der als Vitrektomie bezeichnet wird. Dieser Prozess kann dazu beitragen, weitere Probleme zu vermeiden und das Sehvermögen wiederherzustellen.

Ursprüngliche Sehbewahrung

Die Erhaltung Ihres Sehvermögens erfordert ständige Aufmerksamkeit und Pflege. Durch die Kontrolle Ihres Diabetes, regelmäßige Augenuntersuchungen und schnelles Handeln bei etwaigen Retinopathie-Symptomen können Sie

das Risiko eines Sehverlusts verringern und die Gesundheit
Ihrer Augen bewahren.

9.5 Fußpflege: Schutz vor Infektionen und Geschwüren

Die Bedeutung der Fußpflege bei Diabetes

Da Typ-2-Diabetes das Risiko einer Nervenschädigung
(Neuropathie) und einer schlechten Durchblutung erhöht, was
beides das Risiko von Fußproblemen erhöht, ist die Fußpflege
ein wesentlicher Bestandteil der Krankheitskontrolle. Kleinere
Fußverletzungen können unbehandelt eine Amputation
erforderlich machen und zu schweren Infektionen oder
Geschwüren führen.

Zusätzlich zur Verlangsamung des Heilungsprozesses kann
die diabetische Neuropathie zu Taubheitsgefühlen in den
Füßen führen, wodurch Verletzungen schwerer zu erkennen
sind. Hoher Blutzucker kann auch das Immunsystem
schwächen, was das Infektionsrisiko noch weiter erhöht.

Tagesplan für die Fußpflege
Mit einer regelmäßigen Fußpflege können Sie Ihre Füße
gesund halten und Problemen vorbeugen.

Untersuchen Sie Ihre Füße: Achten Sie jeden Tag auf
Unregelmäßigkeiten wie Rötungen, Schwellungen, Blasen,
Wunden oder Wunden an Ihren Füßen. Wenn Sie Hilfe
benötigen, wenden Sie sich an ein Familienmitglied oder

nutzen Sie einen Spiegel. Schwerwiegende Folgen können durch eine frühzeitige Problemerkennung vermieden werden.

Halten Sie Ihre Füße sauber: Waschen Sie Ihre Füße einmal täglich mit leichter Seife und warmem Wasser. Sie sollten Ihre Füße nicht baden, da dies die Haut austrocknet. Um Pilzinfektionen vorzubeugen, achten Sie darauf, dass Ihre Füße, insbesondere zwischen den Zehen, vollständig trocken sind.

Befeuchten Sie Ihre Füße: Verwenden Sie eine feuchtigkeitsspendende Lotion, um die Haut Ihrer Füße geschmeidig zu halten und sie vor Rissen zu schützen. Da dieser Bereich jedoch anfällig für Pilzinfektionen ist, vermeiden Sie es, Lotion zwischen den Zehen aufzutragen.

Zehennägel sorgfältig schneiden: Um eingewachsene Zehennägel zu vermeiden, schneiden Sie Ihre Zehennägel quer und feilen Sie die Kanten ab. Wenn Sie Probleme beim Schneiden Ihrer Nägel haben, wenden Sie sich an einen Podologen.

Ziehen Sie bequeme Schuhe an: Entscheiden Sie sich für Schuhe, die stützend sind und gut passen. Schuhe mit spitzen Zehen, hohen Absätzen oder eng anliegenden Schuhen sollten vermieden werden, da sie Druckstellen erzeugen und zu Fußproblemen führen können. Um Ihre Füße zu schützen, tragen Sie stets Socken zu Ihren Schuhen.

Schützen Sie Ihre Füße: Um die Gefahr von Schnitten oder Verletzungen zu verringern, gehen Sie auch zu Hause niemals barfuß. Um Ihre Füße vor heißen Oberflächen und scharfen Gegenständen zu schützen, ziehen Sie Hausschuhe oder Schuhe an.

Wenn medizinische Hilfe benötigt wird
Suchen Sie sofort einen Arzt auf, wenn bei Ihnen infektionsbedingte Symptome wie Rötung, Schwellung, Wärme oder Eiter auftreten oder wenn Sie eine Verletzung am Fuß haben, die nicht innerhalb weniger Tage verheilt. Kleinere Probleme können durch frühzeitiges Handeln behoben werden, bevor sie sich verschlimmern.

Traditionelle Fußpflege

Für eine professionelle Fußpflege sollten Menschen mit Diabetes regelmäßig einen Podologen aufsuchen. Ein Podologe kann Ihre Nägel fachmännisch pflegen, Hühneraugen oder Schwielen entfernen und nach Anzeichen möglicher Probleme mit Ihren Füßen Ausschau halten. Regelmäßige Untersuchungen können dazu beitragen, Fußbeschwerden vorzubeugen und sicherzustellen, dass auftretende Fußbeschwerden sofort behandelt werden.

Schützen Sie Ihre Schuhe: Um Diabetes effektiv behandeln zu können, muss die Fußpflege täglich durchgeführt und häufig untersucht werden. Sie können das Risiko von Geschwüren, Infektionen und anderen Problemen verringern und die Gesundheit und Funktionalität Ihrer Füße erhalten, indem Sie Ihre Füße richtig pflegen, geeignetes Schuhwerk tragen und bei Bedarf ärztliche Hilfe in Anspruch nehmen.

Diabetes im Kindes- und Jugendalter

10.1 Die steigende Rate an Typ-2-Diabetes bei jungen Menschen

Obwohl lange angenommen wurde, dass Typ-2-Diabetes vor allem Erwachsene betrifft, hat die Inzidenz bei Kindern und Jugendlichen in den letzten Jahrzehnten deutlich zugenommen. Zu den Hauptursachen für diesen Anstieg zählen Veränderungen im Lebensstil wie schlechte Ernährung, Inaktivität und eine Zunahme der Fettleibigkeit bei jüngeren Menschen.

Das Auftreten von Typ-2-Diabetes bei jungen Menschen gibt

Anlass zu besonderer Sorge, da es zu lebenslangen Gesundheitsproblemen führen kann, einschließlich einer erhöhten Wahrscheinlichkeit, dass Probleme schon früh im Leben auftreten. Bei jüngeren Menschen kann es auch zu einem aggressiveren Krankheitsverlauf kommen; Daher sind eine frühzeitige Erkennung und Behandlung unerlässlich.

Identifizieren der Zeichen

Typ-2-Diabetes-Symptome bei Kindern und Jugendlichen können manchmal mild sein und mit anderen weit verbreiteten Krankheiten verwechselt werden.

Zu den Zeichen, auf die Sie achten sollten, gehören:

Erhöhter Durst und vermehrtes Wasserlassen: Überschüssige Glukose aufgrund eines hohen Blutzuckerspiegels gelangt in den Urin und führt zu Dehydrierung und erhöhtem Durst.
Unerklärlicher Gewichtsverlust: Bei Kindern mit Typ-2-Diabetes kann es zu Gewichtsverlust und gleichzeitig zu einem größeren Hungergefühl kommen, da ihr Körper nicht in der Lage ist, Glukose als Brennstoff zu nutzen.
Ermüdung: Bei Kindern kann es aufgrund von Energiemangel zu chronischer Müdigkeit kommen, was es für sie schwierig machen kann, sich im Unterricht zu konzentrieren oder aktiv zu bleiben.
Verschwommenes Sehen: Ein erhöhter Blutzuckerspiegel kann dazu führen, dass Flüssigkeit aus den Augenlinsen austritt und das Sehvermögen beeinträchtigt wird.
Wiederholte Infektionen: Kinder mit hohem

Blutzuckerspiegel sind anfälliger für Infektionen, insbesondere der Haut und der Harnwege, da diese das Immunsystem beeinträchtigen können.

Medikamente und Therapie

Für Kinder und Jugendliche mit Typ-2-Diabetes ist eine frühzeitige Diagnose entscheidend, um Komplikationen zu vermeiden. Normalerweise werden bei der Diagnose zahlreiche Blutuntersuchungen durchgeführt, darunter ein oraler Glukosetoleranztest, HbA1c und Nüchternblutzuckerwerte.

Junge Menschen mit Typ-2-Diabetes werden häufig mit einer umfassenden Strategie behandelt, die Änderungen des Lebensstils und manchmal auch Medikamente umfasst.

Gesunde Ernährung: Um den Blutzuckerspiegel aufrechtzuerhalten, ist eine ausgewogene Ernährung erforderlich, bei der Vollkornprodukte, Obst, Gemüse, mageres Fleisch und gesunde Fette im Vordergrund stehen. Es ist auch wichtig, den Verzehr verarbeiteter Mahlzeiten und zuckerhaltiger Getränke zu reduzieren.

Regelmäßige körperliche Aktivität: Die Förderung regelmäßiger körperlicher Betätigung, wie Fahrradfahren, Spazierengehen oder Sport treiben, kann zur Gewichtsregulierung und zur Verbesserung der Insulinsensitivität beitragen.

Medikamente: Wenn eine Änderung des Lebensstils allein

nicht ausreicht, um den Blutzuckerspiegel zu regulieren, können medizinische Fachkräfte Medikamente wie Metformin empfehlen, das die Reaktion des Körpers auf Insulin verstärkt. Unter bestimmten Umständen kann auch eine Insulinbehandlung erforderlich sein.

Familienbeteiligung: Die ganze Familie muss sich aktiv an der Betreuung von Kindern und Jugendlichen mit Typ-2-Diabetes beteiligen. Um eine gesunde Ernährung zu fördern, körperliche Aktivität zu fördern und die Einhaltung von Behandlungsplänen sicherzustellen, sind Eltern und andere Betreuer unerlässlich.

Psychosoziale Hilfe

Für junge Menschen kann Typ-2-Diabetes körperlich und psychisch belastend sein. Sie könnten Schwierigkeiten haben, den Anforderungen der Behandlung einer chronischen Krankheit gerecht zu werden, oder sie könnten sich anders fühlen als ihre Altersgenossen. Die psychologische Betreuung von Kindern und Jugendlichen – etwa eine Therapie oder der Beitritt zu Selbsthilfegruppen – kann ihnen helfen, die emotionalen Auswirkungen von Diabetes zu bewältigen und eine positive Einstellung zu entwickeln.

Vorbeugung von Typ-2-Diabetes im Kindesalter

Die Förderung eines guten Lebensstils in jungen Jahren ist der Schlüssel zur Vorbeugung von Typ-2-Diabetes bei Kindern und Jugendlichen. Zu den wichtigsten Taktiken gehören die Förderung konsequenter Bewegung, einer nahrhaften

Ernährung und die Aufrechterhaltung eines gesunden Gewichts. Auch Schulen und Gemeinden können helfen, indem sie Menschen über eine gesunde Lebensweise aufklären, Umstände fördern, die körperliche Betätigung fördern, und den Zugang zu einer nährstoffreichen Ernährung erleichtern.

10.2 Ältere Erwachsene mit Typ-2-Diabetes

Die besonderen Schwierigkeiten bei der Behandlung von Diabetes bei älteren Menschen

Aufgrund der Bevölkerungsalterung nimmt die Häufigkeit von Typ-2-Diabetes bei älteren Menschen zu. Die Behandlung von Diabetes stellt ältere Menschen vor besondere Schwierigkeiten, wie z. B. das gleichzeitige Vorliegen anderer chronischer Beschwerden, eine erhöhte Anfälligkeit für Komplikationen und die Möglichkeit einer kognitiven Beeinträchtigung.

Typ-2-Diabetes kann bei älteren Menschen das Risiko für Nierenerkrankungen, Nervenschäden, Sehstörungen und Herz-Kreislauf-Erkrankungen erhöhen. Darüber hinaus könnten eine eingeschränkte Mobilität, sensorische Anomalien und Polypharmazie (die Einnahme zahlreicher Medikamente) die Diabetesbehandlung in dieser Gruppe erschweren.

Festlegung personalisierter Therapieziele

Behandlungspläne für ältere Menschen mit Typ-2-Diabetes sollten auf den Gesundheitszustand, die Lebenserwartung und die gleichzeitig bestehenden chronischen Krankheiten jedes Patienten zugeschnitten sein. Um das Risiko einer Hypoglykämie oder eines niedrigen Blutzuckerspiegels zu senken, der in dieser Bevölkerungsgruppe besonders schädlich sein kann, sind die Ziele älterer Menschen möglicherweise flexibler als die jüngerer Menschen.

Blutzuckerziele: Ein HbA1c-Zielwert von weniger als 7,5 % kann für gesunde ältere Menschen mit wenigen zusätzlichen medizinischen Bedenken geeignet sein. Um das Risiko einer Hypoglykämie zu verringern, kann ein Ziel von weniger als 8–8,5 % für Menschen mit zahlreichen chronischen Krankheiten oder einer kurzen Lebenserwartung angemessener sein.

Blutdruck- und Cholesterinmanagement: Um das Risiko von Herz-Kreislauf-Erkrankungen zu verringern, ist weiterhin eine sorgfältige Überwachung des Blutdrucks und des Cholesterinspiegels erforderlich. Dennoch sollte der Therapieverlauf den allgemeinen Gesundheitszustand des Patienten und mögliche Arzneimittelnebenwirkungen berücksichtigen.

Gewichtsmanagement: Obwohl die Aufrechterhaltung eines gesunden Gewichts von entscheidender Bedeutung ist, sollte das Erreichen eines bestimmten Gewichtsziels nicht Vorrang vor dem allgemeinen Wohlbefinden und der Lebensqualität haben. Während ein unbeabsichtigter Gewichtsverlust bei älteren Menschen in Betracht gezogen werden sollte, kann eine geringfügige Gewichtsreduktion manchmal die Diabeteskontrolle verbessern.

Arzneimittelverwaltung

Um eine Vielzahl medizinischer Beschwerden zu behandeln, werden älteren Menschen oft viele Medikamente verabreicht, was die Möglichkeit von Arzneimittelwechselwirkungen und unerwünschten Folgen erhöht. Angehörige der Gesundheitsberufe sollten bei der Behandlung von Diabetes bei älteren Menschen die Auswahl der Medikamente sorgfältig prüfen, um das Risiko einer Hypoglykämie und der damit verbundenen Nebenwirkungen zu verringern.

Optimierung der Behandlungspläne: Wann immer möglich, kann eine Straffung des Medikamentenplans die Belastung älterer Patienten verringern und die Compliance verbessern. Dazu kann die Einnahme von Medikamenten wie Metformin oder DPP-4-Hemmern gehören, die das Risiko einer Hypoglykämie verringern.

Überwachung von Nebenwirkungen: Senioren sind anfälliger für Nebenwirkungen von Medikamenten; Daher ist eine häufige Überwachung von entscheidender Bedeutung. Dazu gehört die Überwachung der Nierenfunktion, hypoglykämischer Symptome und etwaiger Wechselwirkungen mit Medikamenten.

Abschreiben: Wenn die Gefahren eines Arzneimittels seinen

Nutzen überwiegen, kann es unter bestimmten Umständen sinnvoll sein, die Verschreibung zu reduzieren oder nicht mehr zu verschreiben. Vor dieser Entscheidung sollte der Arzt konsultiert werden.

Bekämpfung von Diabetes und kognitivem Verfall

Bei älteren Menschen mit Typ-2-Diabetes ist die Wahrscheinlichkeit einer kognitiven Verschlechterung, einschließlich Demenz, höher. Personen mit kognitiven Beeinträchtigungen benötigen möglicherweise zusätzliche Unterstützung bei der Behandlung ihres Diabetes, da es ihnen möglicherweise schwerfällt, sich daran zu erinnern, ihre Rezepte einzunehmen, sich an Ernährungsempfehlungen zu halten oder hypoglykämische Symptome zu erkennen.

Unterstützungssysteme: Durch die Einrichtung eines Unterstützungssystems, das Familienmitglieder, Betreuer oder häusliche Pflegehelfer einschließt, wird es einfacher, sicherzustellen, dass eine ältere Person eine optimale Diabetikerversorgung erhält. Unterstützung beim Medikamentenmanagement und regelmäßige Kontrollen können hilfreich sein.

Routine-Screening: Ältere Menschen mit Diabetes können von einem routinemäßigen kognitiven Screening profitieren, um frühe Anzeichen eines kognitiven Verlusts zu erkennen. Durch die frühzeitige Erkennung kann die Diabetesbehandlung angepasst werden, um die kognitiven Fähigkeiten der Person zu berücksichtigen.

Förderung der Lebensqualität

Die Förderung einer hervorragenden Lebensqualität ist das oberste Ziel der Diabetesbehandlung älterer Menschen. Dazu gehört die Wahrung der Autonomie, die Vermeidung von Problemen und die Förderung der geistigen und körperlichen Gesundheit. Für ältere Menschen mit Diabetes sind eine ausgewogene Ernährung, soziale Interaktion und regelmäßige körperliche Bewegung wesentliche Bestandteile eines gesunden Lebensstils.

10.3: Umgang mit Schwangerschaftsdiabetes während der Schwangerschaft

Diabetes während der Schwangerschaft verstehen

Eine Art von Diabetes, die die Art und Weise beeinflusst, wie der Körper während der Schwangerschaft Glukose verwertet, wird als Schwangerschaftsdiabetes bezeichnet. Es tritt im Allgemeinen im zweiten oder dritten Trimester der Schwangerschaft auf und verschwindet nach der Entbindung. Andererseits haben Frauen, die an Schwangerschaftsdiabetes erkranken, ein höheres Risiko, in Zukunft an Typ-2-Diabetes zu erkranken.

Wenn der Körper nicht genügend Insulin produzieren kann, um den steigenden Bedarf während der Schwangerschaft zu decken, entsteht Schwangerschaftsdiabetes. Dies führt zu einem Anstieg des Blutzuckerspiegels, der für die Mutter und das ungeborene Kind gefährlich sein kann. Übergewicht, Diabetes in der Familienanamnese, ein Alter über 25 Jahre und die Zugehörigkeit zu bestimmten ethnischen Gruppen sind Risikofaktoren für Schwangerschaftsdiabetes.

Diagnose und Screening

Es ist üblich, zwischen der 24. und 28. Schwangerschaftswoche ein Screening auf Schwangerschaftsdiabetes durchzuführen. Der orale Glukosetoleranztest (OGTT), der die Reaktion des Körpers auf Glukose misst, ist die am weitesten verbreitete Screening-Technik.

Eine frühzeitige Behandlung ist wichtig, um den Blutzuckerspiegel zu kontrollieren und das Risiko von Komplikationen zu senken, wenn sich ein Schwangerschaftsdiabetes bestätigt. Dazu kann eine Änderung des Lebensstils, die Kontrolle des Blutzuckers und manchmal auch die Einnahme von Medikamenten gehören.

Kontrolle von Diabetes während der Schwangerschaft

Um den Blutzuckerspiegel innerhalb eines Zielbereichs zu halten, erfordert die Behandlung von Schwangerschaftsdiabetes eine Mischung aus Änderungen des Lebensstils und, falls erforderlich, Medikamenteneinnahme.

Gesunde Ernährung: Die Behandlung von Schwangerschaftsdiabetes erfordert eine ausgewogene

Ernährung. Stellen Sie sicher, dass Sie ausreichend Obst, Gemüse, Vollkornprodukte, mageres Fleisch und gesunde Fette essen. Um Blutzuckerspitzen zu minimieren, ist es außerdem wichtig, den Kohlenhydratkonsum im Auge zu behalten und ihn gleichmäßig über den Tag zu verteilen.

Regelmäßige körperliche Aktivität: Sport senkt den Blutzucker und erhöht die Insulinsensitivität. Schwangere Frauen können an den meisten Aktivitäten, einschließlich Gehen, Schwimmen und Schwangerschaftsyoga, problemlos teilnehmen. Es ist jedoch wichtig, mit Ihrem Arzt zu sprechen, bevor Sie mit einem Fitnessprogramm beginnen.

Blutzuckerüberwachung: Um Schwangerschaftsdiabetes effektiv behandeln zu können, muss der Blutzuckerspiegel regelmäßig überwacht werden. Sie können den Anweisungen Ihres Arztes folgen, wie oft Sie Ihre Werte überprüfen und welchen Bereich Sie anstreben sollten.

Medikamente: Ihr Arzt kann Ihnen Insulin oder andere sichere Medikamente empfehlen, wenn Änderungen des Lebensstils allein nicht ausreichen, um den Blutzuckerspiegel zu regulieren. Es ist wichtig, den Rat Ihres Arztes zu befolgen und Ihren Behandlungsplan bei Bedarf zu ändern.

Überwachung und Versorgung

Frühgeburten, übermäßiges Geburtsgewicht (Makrosomie) und die Notwendigkeit eines Kaiserschnitts gehören zu den Schwangerschafts- und Entbindungsproblemen, die bei Frauen mit Schwangerschaftsdiabetes häufiger auftreten.

Um die Gesundheit der Mutter und des ungeborenen Kindes zu gewährleisten, sind routinemäßige vorgeburtliche Untersuchungen und Überwachungen von entscheidender Bedeutung.

Fetale Überwachung: Um das Wachstum und die Entwicklung des Babys zu verfolgen, können routinemäßige Ultraschalluntersuchungen durchgeführt werden. Darüber hinaus wird Ihr Arzt Ihren Urin und Blutdruck auf Anzeichen einer Präeklampsie überprüfen, einer Krankheit, die bei schwangeren Frauen mit Schwangerschaftsdiabetes auftreten kann.

Lieferplan: Um das Risiko von Schwierigkeiten zu verringern, wird Ihr Arzt gemeinsam mit Ihnen einen Lieferplan erstellen. Wenn das Baby groß ist oder weitere Bedenken bestehen, kann es in bestimmten Situationen ratsam sein, das Kind frühzeitig zur Welt zu bringen.

Betreuung nach der Geburt

Normalerweise verschwindet der Schwangerschaftsdiabetes nach der Geburt, doch in den darauffolgenden Wochen ist es wichtig, den Blutzuckerspiegel im Auge zu behalten. Die langfristige Gesundheit hängt von regelmäßigen Kontrolluntersuchungen und Änderungen des Lebensstils ab, da Frauen mit Schwangerschaftsdiabetes häufiger an Typ-2-Diabetes erkranken.

Stillen: Stillen verringert das Risiko, an Typ-2-Diabetes zu erkranken, und ist sowohl für die Mutter als auch für das Kind gut. Darüber hinaus hilft es bei der Gewichtsreduktion nach der Geburt, was für die Kontrolle des Diabetesrisikos von entscheidender Bedeutung ist.

häufiges Screening: Um das Auftreten von Typ-2-Diabetes im Auge zu behalten, sollten sich Frauen mit Schwangerschaftsdiabetes häufigen Diabetestests unterziehen, wie von ihrem Arzt empfohlen.

10.4 Diabetes und psychische Gesundheit: Umgang mit Angstzuständen und Depressionen

Der Zusammenhang zwischen psychischer Gesundheit und Diabetes

Diabetes Typ 2 kann sich negativ auf die psychische Gesundheit auswirken und das Risiko für Störungen wie Angstzustände und Depressionen erhöhen. Emotionales Unbehagen kann durch die ständige Pflege der Krankheit, die Sorge um künftige Folgen und die Auswirkungen auf das tägliche Leben verstärkt werden. Darüber hinaus können die physiologischen Auswirkungen von Diabetes, wie etwa Veränderungen des Blutzuckerspiegels, die Stimmung und die psychische Gesundheit beeinträchtigen.

Studien haben gezeigt, dass bei Diabetikern ein höheres Risiko für Angstzustände und Depressionen besteht als bei Menschen ohne diese Erkrankung. Andererseits können

Angstzustände und Depressionen die erfolgreiche Kontrolle von Diabetes erschweren, was zu einem Teufelskreis aus Stress und negativen gesundheitlichen Folgen führen kann.

Erkennen der Anzeichen von Angst und Depression

Diabetespatienten können besorgniserregende und traurige Symptome zeigen, was erkannt werden sollte, da eine frühzeitige Behandlung sowohl das körperliche als auch das emotionale Wohlbefinden verbessern kann. Zu den Symptomen einer Depression können gehören:

Anhaltende depressive oder verzweifelte Gefühle
Ein Rückgang des Interesses an früher geschätzten Hobbys
Lethargie oder Energiemangel
Schwierigkeiten haben, sich zu konzentrieren oder Schlussfolgerungen zu ziehen
Veränderungen der Ess- oder Schlafgewohnheiten
Selbstmordgedanken oder selbstverletzende Gedanken

Zu den Angstsymptomen können gehören:

Überwältigende Angst oder Schrecken, Unruhe oder ein Gefühl der Unruhe – Empfindlichkeit, Anspannung in den Muskeln, Schlafstörungen, Panikattacken

Es ist wichtig, ärztliche Hilfe von einem Fachmann in Anspruch zu nehmen, wenn bei Ihnen oder jemandem, den Sie kennen, diese Symptome auftreten.

Die Auswirkung der psychischen Gesundheit auf die Behandlung von Diabetes

Eine wirksame Diabetesbehandlung kann für Menschen mit psychischen Problemen eine größere Herausforderung darstellen. Schlechte Selbstfürsorgepraktiken, wie das Auslassen von Blutzuckerkontrollen, die Übernahme schlechter Ernährungsgewohnheiten und weniger körperliche Bewegung, können durch Depressionen und Angstzustände verursacht werden. Diese Maßnahmen können daher die Diabetesbehandlung erschweren und die Möglichkeit von Komplikationen erhöhen.

Andererseits kann eine ordnungsgemäße Diabetesbehandlung der psychischen Gesundheit zugute kommen. Die Aufrechterhaltung einer nahrhaften Ernährung, regelmäßige Bewegung und die Kontrolle des Blutzuckerspiegels können dazu beitragen, die Stimmung zu heben und die Anzeichen von Angst und Traurigkeit zu lindern.

Managementtechniken für die psychische Gesundheit bei Diabetes

Die Berücksichtigung der psychischen Gesundheit ist ein wesentlicher Bestandteil einer umfassenden Diabetesbehandlung. Im Folgenden sind einige Methoden zur Förderung der psychischen Gesundheit aufgeführt:

Suchen Sie professionelle Unterstützung: Sie sollten darüber nachdenken, die Hilfe eines Psychologen in Anspruch zu nehmen, wenn Sie Anzeichen von Angst oder Traurigkeit zeigen. Eine Therapie, einschließlich kognitiver Verhaltenstherapie (CBT), ist nützlich, um Bewältigungsmechanismen zu verbessern und schlecht angepasste Denkmuster zu korrigieren.

Medikamente: Zur Behandlung von Angstzuständen oder Depressionen können manchmal verschreibungspflichtige Medikamente empfohlen werden. Es ist wichtig, mit Ihrem Arzt über mögliche Wechselwirkungen zwischen Ihren Diabetikermedikamenten zu sprechen.

Achtsamkeit und Stressreduzierung: Aktivitäten, die Achtsamkeit fördern, einschließlich Yoga, tiefes Atmen und Meditation, können Stress reduzieren und die geistige Klarheit verbessern. Wenn Sie diese Routinen in Ihren Alltag integrieren, kann dies Ihre allgemeine Gesundheit verbessern.

Soziale Unterstützung: Der Kontakt zu anderen, die sich der mit Diabetes verbundenen Schwierigkeiten bewusst sind, kann das Gefühl der Einsamkeit lindern und emotionale Unterstützung bieten. Um Geschichten auszutauschen und Hilfe zu erhalten, denken Sie darüber nach, einer Selbsthilfegruppe beizutreten oder an Online-Communities teilzunehmen.

Gesunder Lebensstil: Sie können Ihr körperliches und geistiges Wohlbefinden verbessern, indem Sie einen gesunden Lebensstil führen, der häufige Bewegung, eine ausgewogene Ernährung und ausreichend Schlaf umfasst. Es hat sich gezeigt, dass insbesondere Bewegung die Stimmung hebt und Anzeichen von Angst und Verzweiflung lindert.

Die Funktion medizinischer Fachkräfte

Wenn es darum geht, die psychischen Gesundheitsbedürfnisse von Menschen mit Diabetes zu erfüllen, sind medizinische Fachkräfte von entscheidender Bedeutung. Ein integraler Bestandteil der Diabetesbehandlung sollte die regelmäßige Untersuchung auf Angstzustände und Depressionen sein. Darüber hinaus können Anbieter Ressourcen für Stressbewältigung und Bewältigungsmechanismen sowie Verbindungen zu Spezialisten für psychische Gesundheit bereitstellen.

Die Sorge um Ihre geistige Gesundheit ist ebenso wichtig wie die Regulierung Ihres Blutzuckerspiegels bei der Behandlung von Diabetes. Wenn Sie den Zusammenhang zwischen Diabetes und psychischer Gesundheit verstehen, sich von einem Fachmann helfen lassen und nützliche Bewältigungsmechanismen nutzen, können Sie ein besseres Leben führen und Ihren Diabetes geschickter bewältigen.

Lebensstilinterventionen zur Vorbeugung von Typ-2-Diabetes

11.1 Seien Sie sich bewusst, wie sich der Lebensstil auf die Prävention von Typ-2-Diabetes auswirkt

Da die Wahl des Lebensstils einen enormen Einfluss auf die Senkung des Risikos hat, an Typ-2-Diabetes zu erkranken, ist die Erkrankung in der Regel vermeidbar. Eine gesunde Ernährung und ein gesunder Lebensstil können Ihr Risiko, an Typ-2-Diabetes zu erkranken, erheblich senken, auch wenn genetische Faktoren und andere unkontrollierbare Variablen weiterhin eine Rolle spielen.

Nahrhafte Ernährungspraktiken

Eine nahrhafte Ernährung, die einen stabilen Blutzuckerspiegel und ein gesundes Gewicht fördert, ist eine der besten Strategien zur Vorbeugung von Typ-2-Diabetes. Hier sind einige wesentliche Esstechniken:

Heben Sie Vollwertkost hervor: Legen Sie einen Schwerpunkt auf den Verzehr unverarbeiteter Vollwertkost, einschließlich Obst, Gemüse, Vollkornprodukte, mageres Fleisch und gesunde Fette. Diese Mahlzeiten unterstützen die Blutzuckerregulierung und liefern lebenswichtige Nährstoffe.

Kontrollportionsgrößen: Der Verzehr großer Mengen selbst gesunder Mahlzeiten kann zu einer Gewichtszunahme führen. Die Begrenzung der Portionsgrößen kann dabei helfen, die Kalorienaufnahme zu kontrollieren und übermäßigen Essensgenuss zu verhindern.

Wählen Sie komplexe Kohlenhydrate: Da komplexe Kohlenhydrate langsamer aufgenommen werden, führen sie zu einem allmählichen Anstieg des Blutzuckerspiegels. Beispiele hierfür sind Vollkornprodukte, Hülsenfrüchte und Gemüse. Zuckerhaltige Mahlzeiten und verarbeitete Kohlenhydrate sollten vermieden werden, da sie den Blutzuckerspiegel schnell ansteigen lassen können.

Erhöhen Sie die Ballaststoffaufnahme: Ballaststoffreiche Lebensmittel wie Obst, Gemüse, Vollkornprodukte und Hülsenfrüchte helfen, den Blutzuckerspiegel zu kontrollieren, indem sie die Zuckeraufnahme verzögern. Ballaststoffe fördern nicht nur das Sättigungsgefühl, sondern helfen auch, den Appetit zu regulieren und übermäßiges Essen zu verhindern.

Zuckerhaltige Getränke reduzieren: Zuckerhaltige Getränke wie Fruchtsäfte, Limonaden und Energy-Drinks können zu starken Schwankungen des Blutzuckerspiegels und einer Gewichtszunahme führen. Wählen Sie Getränke mit wenig oder ohne Zuckerzusatz, Kräutertees oder Wasser.

Tägliche Übung

Regelmäßige Bewegung in den Alltag zu integrieren ist eine weitere wirksame Möglichkeit, Typ-2-Diabetes vorzubeugen. Sport erhöht die Insulinsensitivität und ermöglicht Ihrem Körper, Glukose effizienter zu nutzen. So integrieren Sie Bewegung in Ihren Alltag:

Streben Sie nach Konsistenz: Das Ziel besteht darin, jede Woche 150 Minuten oder mehr Aerobic-Übungen mittlerer Intensität wie Schwimmen, Radfahren oder zügiges Gehen zu absolvieren. Wenn Sie dies einschüchternd finden, beginnen Sie mit kürzeren Sitzungen und verlängern Sie diese schrittweise.

Integrieren Sie Krafttraining: Aktivitäten, die die Muskelmasse erhöhen, wie z. B. das Heben von Gewichten oder die Verwendung von Widerstandsbändern, verbessern die Fähigkeit Ihres Körpers, Insulin zu verwenden. Streben Sie zwei oder mehr Krafttrainingseinheiten pro Woche an.

Bleiben Sie den ganzen Tag über aktiv: Versuchen Sie, zusätzlich zu den geplanten Übungen den ganzen Tag über aktiv zu bleiben. Dies kann erreicht werden, indem man kurze Spaziergänge macht, regelmäßig von einer sitzenden Tätigkeit aufsteht und sich für aktive Fortbewegungsmöglichkeiten wie Radfahren oder Gehen anstelle des Autofahrens entscheidet.

Finden Sie Aktivitäten, die Ihnen Spaß machen: Langfristige Freude und Engagement an einem Trainingsprogramm sind der Schlüssel zu optimaler Fitness. Ob Yoga, Wandern, Tanzen oder Sport treiben – finden Sie körperliche Aktivitäten, die Ihnen gefallen, und integrieren Sie sie in Ihren Alltag.

Gewichtskontrolle

Um Typ-2-Diabetes zu vermeiden, ist es wichtig, innerhalb eines gesunden Gewichtsbereichs zu bleiben. Übergewicht erhöht die Insulinresistenz und das Risiko, an Diabetes zu erkranken, insbesondere im Bauchbereich. Im Folgenden finden Sie einige Methoden zum Erreichen und Halten eines gesunden Gewichts:

Setzen Sie sich realistische Ziele: Bemühen Sie sich mehr um kleine, dauerhafte Verbesserungen Ihres Lebensstils als um eine schnelle Gewichtsabnahme. Es ist möglich, Ihr Risiko, an Typ-2-Diabetes zu erkranken, erheblich zu verringern, indem Sie versuchen, 5–10 % Ihres Körpergewichts zu verlieren.

Überwachen Sie Ihren Fortschritt: Um die Verantwortung

zu übernehmen und notwendige Änderungen vorzunehmen, sollten Sie Ihre Nahrungsaufnahme, die Menge an Bewegung und Ihr Gewicht protokollieren. Durch regelmäßige Selbstkontrolle können Sie auf Kurs bleiben und kleine Erfolge auf dem Weg anerkennen.

Unterstützung suchen: Erwägen Sie die Zusammenarbeit mit einem ausgebildeten Ernährungsberater, die Teilnahme an einer Gewichtsreduktionsgruppe oder die Bitte von Freunden und Familie um Hilfe. Ein solides Unterstützungsnetzwerk kann Sie motivieren und Ihnen helfen, Hindernisse zu überwinden.

Reduzierung des Alkoholkonsums

Übermäßiger Alkoholgenuss kann das Risiko für Typ-2-Diabetes erhöhen und zu einer Gewichtszunahme führen. Wenn Sie sich dazu entschließen, Alkohol zu konsumieren, tun Sie dies sparsam. Das bedeutet für Frauen maximal ein Getränk und für Männer maximal zwei pro Tag. Bedenken Sie bei der Auswahl eines alkoholischen Getränks, dass einige Sorten mehr Kalorien haben als andere.

Stressreduzierung

Anhaltender Stress kann Ihrer Gesundheit schaden und das Risiko erhöhen, an Typ-2-Diabetes zu erkranken. Diabetes entsteht durch schädliche Gewohnheiten wie Rauchen, übermäßiges Essen und Verzicht auf Bewegung, die durch Stress hervorgerufen werden. Stressabbau und die Förderung eines gesunden Lebensstils können durch die Umsetzung von

Stressbewältigungsstrategien wie Yoga, Atemübungen und Achtsamkeitsmeditation erreicht werden.

11.2 Stressreduzierung und Auswirkungen auf den Blutzucker

Den Zusammenhang zwischen Blutzucker und Stress verstehen

Obwohl Stress ein normaler Teil des Lebens ist, kann er sich negativ auf Ihre körperliche Gesundheit auswirken, wenn er über einen längeren Zeitraum anhält, insbesondere wenn Sie an Typ-2-Diabetes leiden oder einem Risiko dafür ausgesetzt sind. Unter Stress werden Hormone wie Cortisol und Adrenalin ausgeschüttet, die Ihren Körper auf eine „Kampf-oder-Flucht"-Reaktion vorbereiten. Aufgrund der erhöhten Glukosefreisetzung dieser Hormone in der Leber ins Blut kann der Blutzuckerspiegel ansteigen.

Chronischer Stress kann es Menschen mit Typ-2-Diabetes erschweren, ihren Blutzuckerspiegel zu kontrollieren, was zu Schwankungen führt, die die Symptome verschlimmern können. Stress kann auch zu schlechten Gewohnheiten wie Essattacken, Inaktivität und unruhigen Nächten führen, die die Krankheit verschlimmern können.

Anzeichen von Stresserkennung

Um mit Stress richtig umzugehen, ist es wichtig, seine

verräterischen Signale zu erkennen. Typische Stressindikatoren sind:

Emotionale Symptome: Unruhe, Stimmungsschwankungen, Angstzustände und depressive oder überwältigende Empfindungen.
Zu den körperlichen Symptomen zählen Kopfschmerzen, verspannte Muskeln, Erschöpfung und Verdauungsprobleme.

Verhaltenssymptome: Veränderungen des Appetits, Schlaflosigkeit, Desorganisation und sozialer Rückzug.

Wenn eines dieser Symptome auf Sie zutrifft, können Techniken zur Stressreduzierung dazu beitragen, Ihre Gesundheit zu verbessern.

Strategien zur Stressbewältigung
Zu den wirksamen Stressbewältigungsstrategien gehören die folgenden, von denen viele zur Verbesserung der Blutzuckerregulierung und des allgemeinen Wohlbefindens beitragen können:

Achtsamkeit und Meditation: Indem Sie Ihr Bewusstsein für Ihre Gedanken und Gefühle schärfen, kann Ihnen die Achtsamkeitsmeditation dabei helfen, gelassener auf Stress zu reagieren. Es hat sich gezeigt, dass häufiges Meditieren den Blutzuckerspiegel erhöht, den Blutdruck senkt und Stress reduziert.

Körperliche Aktivität: Körperliche Aktivität hilft, den Cortisolspiegel zu senken und die Stimmung zu heben. Es ist ein natürlicher Stressabbau. Zu den Übungen, die die Blutzuckerregulierung unterstützen und Stress abbauen, gehören Yoga, Laufen, Walken und Schwimmen.

Übungen zur tiefen Atmung: Indem sie die Entspannungsreaktion des Körpers auslösen, können tiefe Atemübungen wie die Zwerchfellatmung Spannungen abbauen und ein Gefühl der Gelassenheit fördern. Um Stress abzubauen, üben Sie jeden Tag ein paar Minuten tiefes Atmen.

Progressive Muskelentspannung: Diese Methode kann dazu beitragen, körperliche Spannungen zu lösen und Stress abzubauen, indem verschiedene Muskelgruppen im Körper zunächst angespannt und dann entspannt werden.

Soziale Unterstützung: Das Knüpfen von Kontakten zu geliebten Menschen, Freunden oder Selbsthilfegruppen kann Ihnen helfen, mit Stress umzugehen und emotionale Unterstützung zu bieten. Wenn Sie mit einer vertrauenswürdigen Person über Ihre Gefühle sprechen, können Sie Stress abbauen und neue Erkenntnisse gewinnen.

Zeitmanagement: Stress und Überlastung können die Folge eines ineffektiven Zeitmanagements sein. Aufgaben zu delegieren, vernünftige Ziele zu setzen und Arbeit zu priorisieren sind Fähigkeiten, die Stress reduzieren und die Leistung steigern können.

Integrieren Sie Stressreduzierung in Ihre alltäglichen Aktivitäten

Es ist wichtig, Stressbewältigung in Ihren Alltag zu integrieren, um Stress und seine Auswirkungen auf den Blutzucker richtig zu bewältigen. Hier einige Hinweise:

Beginnen Sie Ihren Tag mit Entspannung: Um eine angenehme Atmosphäre für den Tag zu schaffen, beginnen Sie Ihren Morgen mit ein paar Minuten tiefem Atmen, Meditation oder sanften Dehnübungen.

Machen Sie regelmäßig Pausen: Machen Sie den ganzen Tag über kurze Pausen, um abzuschalten und neue Energie zu tanken. Mit tiefen Atemübungen oder einem schnellen Spaziergang lässt sich Stress auch für kurze Zeit abbauen.

Essen Sie mit Bewusstsein: Bewusstes Essen kann Ihnen helfen, bessere Lebensmittel auszuwählen und emotionales Essen zu vermeiden, das oft durch Stress verursacht wird. Genießen Sie jeden Bissen und achten Sie auf die Hunger- und Sättigungssignale Ihres Körpers.

Den Tag mit Entspannung ausklingen lassen: Entspannen Sie sich abends bei einem wohltuenden Zeitvertreib wie leichtem Yoga, Lesen oder einem warmen Bad. Dies kann Ihnen helfen, sich zu entspannen und sich auf einen erholsamen Schlaf vorzubereiten.

Die erweiterten Vorteile der Stressreduzierung

Regelmäßiges Stressmanagement senkt das Risiko von Diabetes-bedingten Problemen und fördert eine verbesserte Blutzuckerregulierung sowie eine Verbesserung Ihrer geistigen und emotionalen Gesundheit. Indem Sie Stressbewältigungsmaßnahmen in Ihren Alltag integrieren, können Sie Ihren Lebensstandard steigern und Ihre allgemeine Gesundheit verbessern.

11.3 Die Bedeutung des Schlafs in der Diabetesversorgung

Die Bedeutung von gutem Schlaf

Schlaf, ein wichtiger Bestandteil der allgemeinen Gesundheit und des Wohlbefindens, ist für die Blutzuckerkontrolle und die Stoffwechselstabilität von entscheidender Bedeutung. Schlafmangel kann den Blutzuckerspiegel und die Diabetes-Behandlung erheblich beeinträchtigen.

Untersuchungen haben einen Zusammenhang zwischen schlechter Schlafqualität, Schlafentzug, erhöhter Insulinresistenz, erhöhtem Blutzucker und einem erhöhten Risiko für Typ-2-Diabetes gezeigt. Darüber hinaus kann Schlafmangel Diabetes verschlimmern, indem er zu Gewichtszunahme, erhöhtem Hungergefühl und unangemessenen Ernährungsgewohnheiten führt.

Die Auswirkung von Schlafmangel auf den Blutzucker

Wenn Sie nicht genug Schlaf bekommen, produziert Ihr

Körper mehr Cortisol, ein Stresshormon, das den Blutzuckerspiegel erhöht. Darüber hinaus kann Schlafmangel die Insulinsensitivität verringern, was die Fähigkeit Ihres Körpers, Glukose zu verwerten, erschweren kann. Das Zusammentreffen dieser Variablen kann zu einem erhöhten Blutzuckerspiegel führen und die Behandlung von Diabetes erschweren.

Darüber hinaus kann das Fehlen von Hormonen, die Hunger und Sättigung kontrollieren, durch Schlafmangel gestört werden, was den Appetit steigern und Heißhunger auf kalorienreiche, zuckerhaltige Mahlzeiten hervorrufen kann. Dies kann die Blutzuckerregulierung verschlechtern und zu einer Gewichtszunahme führen.

Anleitungen zur Verbesserung der Schlafqualität

Die Verbesserung Ihrer Schlafqualität kann sich positiv auf Ihre allgemeine Gesundheit und Ihren Blutzuckerspiegel auswirken. Hier sind einige Tipps, die Ihnen helfen, besser zu schlafen:

Erstellen Sie einen regelmäßigen Schlafplan: Jeden Tag, auch am Wochenende, gehe ich zur gleichen Zeit ins Bett und wache auf. Dies verbessert die Schlafqualität, indem es die natürliche Uhr Ihres Körpers ins Gleichgewicht bringt.

Richten Sie eine ruhige Schlafenszeitroutine ein: Richten Sie ein friedliches Schlafenszeitritual ein, das Ihrem Körper signalisiert, dass es Zeit ist, sich zu entspannen. Dazu können Dinge wie Lesen, ein warmes Bad oder die Anwendung tiefer

Atemtechniken gehören.

Schaffen Sie eine angenehme Schlafumgebung: Stellen Sie sicher, dass Ihr Schlafzimmer ruhig, dunkel und kühl zum Schlafen ist. Um einen gesunden Schlaf zu fördern, geben Sie Geld für Kissen und eine hochwertige Matratze aus.

Alkohol und Koffein reduzieren: Sowohl Alkohol als auch Koffein können die Qualität Ihres Schlafes beeinträchtigen. Vermeiden Sie diese Dinge in den Stunden vor dem Schlafengehen.

Reduzieren Sie die Bildschirmzeit vor dem Schlafengehen: Die Melatoninproduktion Ihres Körpers, die den Schlaf steuert, kann durch das blaue Licht von Telefonen, Tablets und Laptops gestört werden. Versuchen Sie, die Geräte eine Stunde oder länger vor dem Schlafengehen auszuschalten.

Bleiben Sie tagsüber aktiv: Regelmäßige Bewegung kann Ihnen helfen, tiefer zu schlafen und schneller einzuschlafen. Vermeiden Sie jedoch zu früh vor dem Schlafengehen anstrengende Aktivitäten, da diese eine anregende Wirkung haben könnten.

Kontrollspannung: Längere Anspannung kann die Qualität Ihres Schlafes beeinträchtigen. Sie können sich entspannen und besser schlafen, indem Sie stressreduzierende Methoden wie progressive Muskelentspannung oder Achtsamkeitsmeditation in Ihren Alltag integrieren.

Der Zusammenhang zwischen Schlaf und

Gewichtskontrolle

Die Schlafqualität hat einen direkten Einfluss auf die Gewichtskontrolle, die sowohl für die Vorbeugung als auch für die Behandlung von Typ-2-Diabetes von entscheidender Bedeutung ist. Wenn Sie ausreichend schlafen, ist es wahrscheinlicher, dass Sie ein gesundes Gewicht halten, sich gesünder ernähren und mehr Energie für körperliche Betätigung haben. Andererseits kann unzureichender Schlaf zu erhöhter Insulinresistenz, Gewichtszunahme und erhöhtem Blutzucker führen.

Ich suche Hilfe bei Schlafproblemen

Sie sollten einen Arzt konsultieren, wenn Sie unter Schlafproblemen wie Schlaflosigkeit, Schlafapnoe oder dem Restless-Legs-Syndrom leiden. Die Lösung von Schlafproblemen kann Ihnen helfen, Ihren Diabetes besser in den Griff zu bekommen und insgesamt eine höhere Lebensqualität zu erreichen.

11.4 Diabetes und Raucherentwöhnung

Gefahren des Rauchens für Menschen mit Diabetes

Rauchen ist nicht nur einer der größten Risikofaktoren für Typ-2-Diabetes, sondern kann auch die Folgen der Krankheit für diejenigen verschlimmern, die bereits daran leiden. Im Vergleich zu Nichtrauchern haben Raucher ein um 30–40 % erhöhtes Risiko, an Typ-2-Diabetes zu erkranken, und dieses

Risiko steigt mit dem Zigarettenkonsum.

Rauchen kann für Diabetiker eine Reihe gefährlicher Gesundheitsprobleme nach sich ziehen, wie zum Beispiel:

Erhöhte Insulinresistenz: Nikotin aus Zigaretten kann zu einer Erhöhung der Insulinresistenz führen, was die Fähigkeit Ihres Körpers beeinträchtigt, Glukose so effizient wie möglich zu nutzen. Dies kann zu erhöhten Blutzuckerwerten führen und die Behandlung von Diabetes erschweren.

Herz-Kreislauf-Komplikationen: Rauchen erhöht das Risiko für Herz-Kreislauf-Erkrankungen, das bei Menschen mit Diabetes ohnehin höher ist, indem es die Blutgefäße schädigt. Diabetes erhöht das Risiko für Herzinfarkte, Schlaganfälle und andere Herz-Kreislauf-Probleme bei Rauchern.

Erhöhtes Risiko von Problemen: Nierenerkrankungen, Neuropathie und Retinopathie gehören zu den diabetesbedingten Problemen, die durch Rauchen verschlimmert werden können. Darüber hinaus verlangsamt es den Heilungsprozess, was die Möglichkeit von Infektionen und Geschwüren, insbesondere am Fuß, erhöht.

Verschlechterung der Lungengesundheit: Rauchen kann Lungenerkrankungen wie die chronisch obstruktive Lungenerkrankung (COPD) verursachen, die die Behandlung von Diabetes erschweren und die Lebensqualität insgesamt beeinträchtigen können.

Die Vorteile, mit dem Rauchen aufzuhören

Eines der besten Dinge, die Sie für Ihre Gesundheit tun können, ist, mit dem Rauchen aufzuhören, insbesondere wenn Sie an Diabetes leiden. Zu den Vorteilen der Raucherentwöhnung gehören:

Verbesserte Insulinsensitivität: Wenn Sie mit dem Rauchen aufhören, wird Ihr Körper insulinempfindlicher, was Ihnen bei der Regulierung Ihres Blutzuckerspiegels hilft.

Verringertes Risiko einer Herz-Kreislauf-Erkrankung: Wenn Sie mit dem Rauchen aufhören, verringert sich das Risiko von Herzerkrankungen, Schlaganfällen und anderen Herz-Kreislauf-Problemen erheblich. Das Risiko, einen Herzinfarkt zu erleiden, nimmt nach einem Jahr der Einnahme drastisch ab.

Geringeres Komplikationsrisiko: Wenn Sie mit dem Rauchen aufhören, verringert sich möglicherweise das Risiko, an diabetesbedingten Problemen wie Neuropathie, Retinopathie und Nierenerkrankungen zu erkranken. Darüber hinaus erhöht es die Durchblutung, was eine schnellere Heilung ermöglicht und das Risiko von Infektionen und Geschwüren senkt.

Bessere Lungengesundheit: Das Aufgeben des Rauchens kann Ihre allgemeine Gesundheit und Lebensqualität verbessern, indem es die Lungenfunktion verbessert und das Risiko einer chronischen Atemwegserkrankung verringert.

Techniken zur Raucherentwöhnung

Obwohl es schwierig sein kann, mit dem Rauchen aufzuhören, ist es mit den richtigen Techniken und Unterstützung möglich. Die folgenden Ratschläge helfen Ihnen, mit dem Rauchen aufzuhören:

Legen Sie ein Beendigungsdatum fest: Legen Sie einen bestimmten Tag fest, an dem Sie mit dem Rauchen aufhören möchten, und seien Sie körperlich und psychisch bereit. Damit sie Sie unterstützen können, informieren Sie Ihre Freunde, Familie und Ihren Arzt über Ihren Plan.

Verwenden Sie eine Nikotinersatztherapie (NRT): Produkte, die Nikotin ersetzen, einschließlich Kaugummis, Lutschtabletten, Pflaster oder Inhalatoren, können das Verlangen und die Entzugserscheinungen lindern. Was ist die beste NRT-Wahl für Sie? Besprechen Sie dies mit Ihrem Arzt.

Schauen Sie sich verschreibungspflichtige Medikamente an: Zur Linderung von Entzugserscheinungen und Heißhungerattacken stehen verschreibungspflichtige Medikamente zur Verfügung. Es ist wichtig, diese Medikamente unter ärztlicher Aufsicht anzuwenden.

Auslöser identifizieren: Beachten Sie die Ereignisse, Gefühle oder Beschäftigungen, die Ihr Verlangen nach Rauch auslösen. Schaffen Sie Bewältigungsmechanismen, um mit diesen Auslösern umzugehen oder sie zu verhindern, wie zum

Beispiel Atemübungen, Spaziergänge oder Stressbälle.

Unterstützung suchen: Um mit anderen in Kontakt zu treten, die versuchen, mit dem Rauchen aufzuhören, sollten Sie über die Anmeldung bei einer Selbsthilfegruppe oder einem Selbsthilfeprogramm nachdenken. Auch die psychologischen Komponenten der Sucht können mithilfe von Verhaltenstherapie und -beratung wirksam angegangen werden.

Bleiben Sie optimistisch: Mit dem Rauchen aufzuhören ist eine Reise, und auf dem Weg dorthin gibt es häufig Hindernisse. Erinnern Sie sich an die gesundheitlichen Vorteile einer Raucherentwöhnung, bewahren Sie Ihre positive Einstellung und konzentrieren Sie sich auf die Gründe dafür.

Die Funktion medizinischer Fachkräfte

Möglicherweise erhalten Sie von Ihrem Arzt wichtige Unterstützung, damit Sie mit dem Rauchen aufhören können. Sie können Ihnen Anweisungen, Materialien und Ermutigungen geben, die Ihnen dabei helfen, etwas zu erreichen. Durch regelmäßige Folgesitzungen können Sie Ihre Fortschritte im Auge behalten und eventuelle Hindernisse auf dem Weg beseitigen.

Lebensstilentscheidungen sind für das Diabetesmanagement von entscheidender Bedeutung
Zur Vorbeugung und Behandlung von Typ-2-Diabetes ist eine multimodale Strategie erforderlich, die Stressbewältigung,

regelmäßige körperliche Bewegung, gesunde Ernährung, richtige Schlafhygiene und Raucherentwöhnung umfasst. Durch eine gesunde Lebensweise können Sie Ihr Diabetesrisiko deutlich senken, die Blutzuckerkontrolle verbessern und Ihre allgemeine Lebensqualität verbessern.